101

Anaesthesiology and Resuscitation
Anaesthesiologie und Wiederbelebung
Anesthésiologie et Réanimation

Editors:

R. Frey, Mainz · F. Kern, St. Gallen
O. Mayrhofer, Wien

Managing Editor: H. Bergmann, Linz

D. Regensburger

Myokarddurchblutung und Stoffwechselparameter im arteriellen Blut bei Hämodilutionsperfusion

Mit 20 Abbildungen

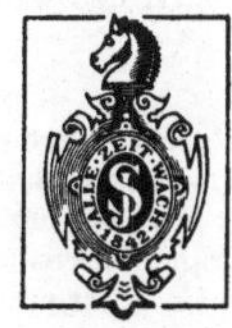

Springer-Verlag
Berlin Heidelberg New York 1976

Priv.-Doz. Dr. med. Dieter Regensburger

Klinik und Poliklinik für
Thorax- und Herz-Gefäßchirurgie,
Goßlerstraße 10, 3400 Göttingen

ISBN-13:978-3-540-07877-7   e-ISBN-13:978-3-642-66454-0

DOI: 10.1007/978-3-642-66454-0

Library of Congress Cataloging in Publication Data. Regensburger, D., 1934 — Myokarddurchblutung und Stoffwechselparameter im arteriellen Blut bei Haemodilutionsper-
fusion. (Anaesthesiologie und Wiederbelebung; 101) Bibliography: p. Includes index.
1. Blood-Circulation, Artificial. 2. Blood-Analysis and chemistry. 3. Heart-Muscle.
I. Title. II. Series: Anaesthesiology and resuscitation; 101. RD598.R39 617.'41 76—28204

Die vorliegende Arbeit* entstand in den Jahren 1970-1972 während
meiner Tätigkeit an der Universitäts-Klinik für Thorax- und Herz-
Gefäßchirurgie in Göttingen. Grundlage für die Untersuchung der
Koronardurchblutung einschließlich des myocardialen Sauerstoff-
verbrauchs war die von BRETSCHNEIDER und Mitarb. entwickelte
Fremdgasmethode zur Organdurchblutungsmessung.

Die Untersuchungen wurden in Zusammenarbeit mit dem Institut für
klinische Anaesthesie, dem Physiologischen Institut, Lehrstuhl I
und dem Insulinlabor der Medizinischen Universitätsklinik in Göttingen durchgeführt.

Besonderer Dank gebührt Herrn Professor H.J. BRETSCHNEIDER für die
Anregungen und wissenschaftliche Förderung meiner Untersuchungen
und meinem chirurgischen Lehrer Herrn Professor J. KONCZ, der mir
die Fertigstellung dieser Arbeit an seiner Klinik ermöglichte.

Allen Kollegen und Mitarbeitern, insbesondere Herrn Professor
H. SONNTAG, die mir bei den Untersuchungen behilflich waren,
danke ich herzlich.

Göttingen, im August 1976   D. Regensburger

---

* Mit Unterstützung der Deutschen Forschungsgemeinschaft im Rah-
  men des SFB 89 - Kardiologie - Göttingen.

Inhaltsverzeichnis

I. Einleitung

A. Entwicklung der extracorporalen Zirkulation

Schon 1812 vermutete Le GALLOIS (66), daß durch Infusion arteriellen Blutes ein vom Körper getrenntes Glied oder Organ unbe-
grenzt am Leben gehalten werden könnte. Die Erprobung verschie-
dener Prinzipien der Teilperfusion von Organen führte schließlich
im Jahre 1885 zur Entwicklung eines "Respirationsapparates für
isolierte Organe" (von FREY und GRUBER (59)), der im Prinzip den
heute gebräuchlichen Herz-Lungen-Maschinen sehr ähnlich ist
(Abb. 1).

Der rasche Fortschritt der "geschlossenen Herzchirurgie" seit
Beginn dieses Jahrhunderts ermöglichte die erfolgreiche Korrektur
zahlreicher Herzfehler, wie die Durchtrennung eines offenen Ductus
Botalli, die Resektion einer Aortenisthmusstenose oder die Sprengung einer Mitralstenose. Die ersten intrakardialen Operationen,
wie die Mitralklappensprengung oder die Sprengung der Pulmonal-
klappe (27), brachten nicht immer zufriedenstellende Ergebnisse,
so daß bald der Wunsch aufkam, Operationen am offenen, blutleeren
Herzen durchzuführen. Die "kontrollierte Hypothermie" (11, 12, 17,
106, 193) und die "inflow occlusion" (75, 160, 172, 193, 206) waren gute Methoden, mit denen unter Sicht des Auges zahlreiche
Herzfehler korrigiert werden konnten. Kompliziertere Herzfehler,
bei denen das Herz für längere Zeit stillgelegt werden mußte,
konnten mit diesen Methoden jedoch wegen der Gefahr einer anoxischen Gehirn- oder Myokardschädigung nicht operiert werden. Auch
die sog. "cross circulation" (108) war ein relativ gutes Verfahren, ließ aber ebenfalls nur Kurzzeiteingriffe zu und war zudem
für den herzgesunden "Spender" nicht ungefährlich.

Durch die Vorarbeiten von GIBBON (68, 69) seit dem Jahre 1937
wurde schließlich die Grundlage für ein brauchbares Herz-Lungen-
Maschinen-System geschaffen. Die erste erfolgreiche klinische
Anwendung einer Herz-Lungen-Maschine gelang ihm im Jahre 1953
beim Verschluß eines großen Vorhofseptumdefektes (70). Die Probleme, die mit der Übernahme der Herz-Lungen-Funktion durch ein
künstliches System auftreten, sind heute - für Zeiten bis zu
2 Stunden - weitgehend gelöst. Von verschiedenen Pumpsystemen
haben sich für die klinische Anwendung die Rollerpumpe (44) und
die Fingerpumpe (32, 108) gut bewährt. Eine den physiologischen
Verhältnissen mehr entsprechende pulsatile Pumpe befindet sich
noch in der experimentellen und klinischen Erprobung (30, 54,
121, 148, 205). Größere Schwierigkeiten bereitete die Entwicklung
eines brauchbaren Oxygenators. Der Membranoxygenator (31, 94),
der den physiologischen Verhältnissen am nächsten kommt, ist soweit entwickelt, daß er seit ca. 4 Jahren klinisch erprobt wird
(19, 98, 154). Gut bewährt haben sich in der Klinik der

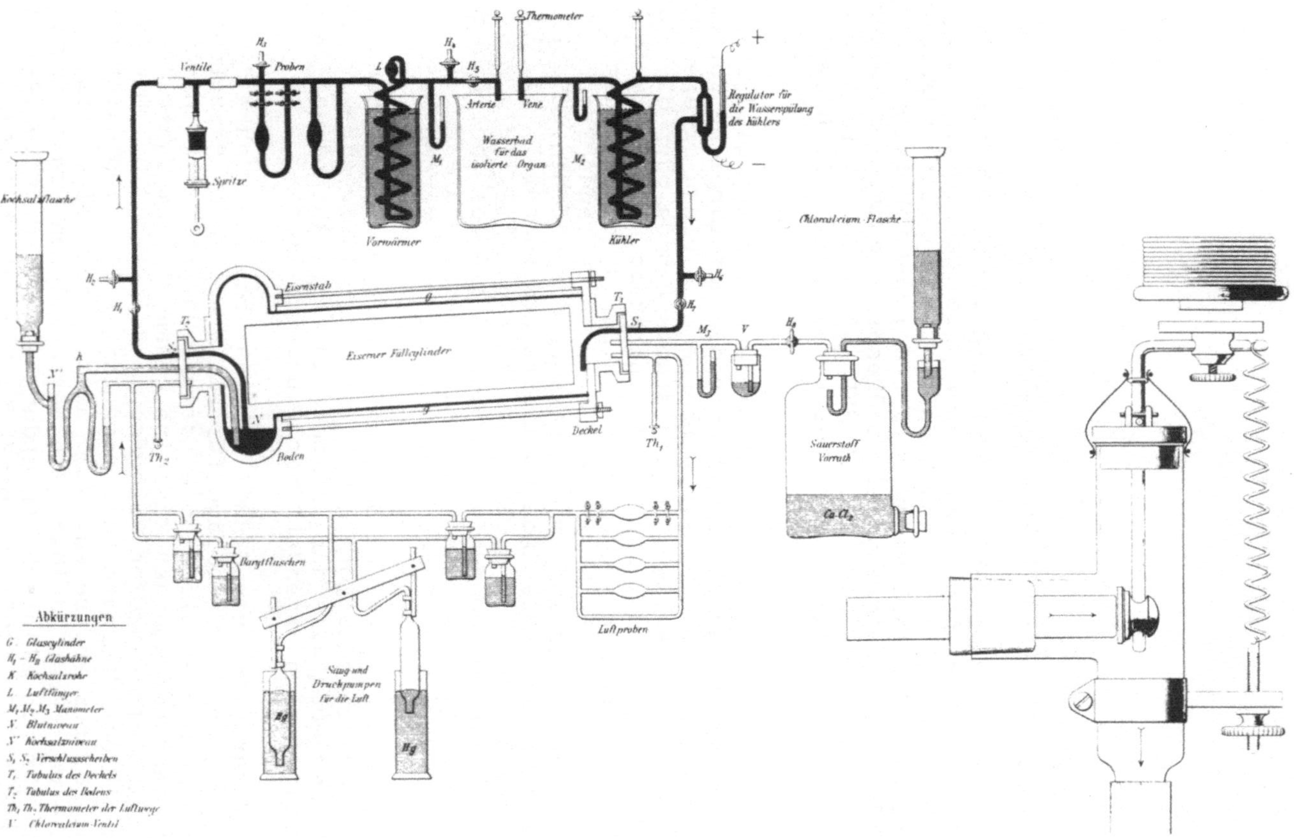

Abb. 1. Der Pumpoxygenator von M. v. FREY und M. GRUBER aus dem Jahre 1885 (59)

Dispersionsoxygenator in Form des Bubble-oxygenators (58, 46 - 48, 169) und der Filmoxygenator als Gitteroxygenator (69, 70) oder als Scheibenoxygenator (15, 16, 87, 124). Heute sind Herz-Lungen-Maschine und Perfusionstechnik so standardisiert, daß die Korrekturen komplizierter Herzfehler, wie z.B. einer Fallotschen Tetralogie oder ein Klappenersatz, zu Routineeingriffen geworden sind. Sofern die Perfusionsdauer allerdings 2 Stunden überschreitet, steigt die Mortalität mit den gebräuchlichen Perfusionssystemen doch stark an.

B. Blutperfusion

Bis vor einigen Jahren waren zur Füllung der Pump-Schlauch-Systeme und der Oxygenatoren der Herz-Lungen-Maschine (HLM oder EKZ = extracorporale Zirkulation) noch große Mengen homologen, gruppengleichen, heparinisierten Spenderblutes erforderlich; denn eine Füllung der Maschine mit Blutersatzmitteln erschien damals noch nicht möglich. Es galt sogar als Kunstfehler (201, 202), ein zusätzlich zugeführtes Blutersatzmittel ein Minimalmaß überschreiten zu lassen. Man befürchtete eine Volumenüberlastung des vorgeschädigten Myokards und brachte ein hin und wieder nach Beendigung der extracorporalen Zirkulation auftretendes Lungenödem mit Blutersatzmitteln in Zusammenhang. Das frische heparinisierte Spenderblut galt als das ideale Perfusat und die von der Mayo-Klinik 1958 herausgegebenen Richtlinien (198) für die Sammlung des Blutes wenige Stunden vor dem Eingriff in silikonisierten Flaschen unter Zusatz von 15 mg Heparin in 30 ml physiologischer NaCl-Lösung wurden allgemein befolgt. Durch die Anwendung großer Mengen homologen Blutes von verschiedenen Spendern bei der extracorporalen Zirkulation sind sicher einige erst heute verständliche Komplikationen hervorgerufen worden. Auf diese durch die reine Blutfüllung der Maschine zurückzuführenden Komplikationen und andere Probleme der Fremdblutperfusion soll im Kapitel II ausführlicher eingegangen werden.

C. Verdünnungsperfusion

GOLLAN und Mitarb. (72) konnten schon 1954 zeigen, daß Versuchstiere bei tiefer Hypothermie überlebten, wenn man sie mit hämoglobinfreiem Plasma, das maximal mit Sauerstoff aufgesättigt war, perfundierte. Im Jahre 1959 haben dann erstmalig PANICO (147) und NEPTUNE (136, 137) eine Operation am offenen Herzen unter Verwendung reiner physiologischer Kochsalzlösung als Maschinenfüllung durchgeführt. Erst seit der Entwicklung der sog. Plastik-Schaum-Oxygenatoren (34 - 37, 169), die ein sehr kleines Füllvolumen aufweisen, ließ sich eine breitere klinische Anwendung der Hämodilutionsperfusion realisieren. Um einen ausreichend hohen Sauerstoffgehalt des Blutes zu gewährleisten, sind der Blutverdünnung selbstverständlich gewisse Grenzen gesetzt. Außer von PANICO (147) und NEPTUNE (136, 137) wurde die Hämodilutionsperfusion anfangs noch von 3 weiteren Arbeitsgruppen (33 - 37, 46, 47, 211 - 213) angewandt. Zur Blutverdünnung wurden Plasmaexpander (64, 78, 101 - 105, 110, 136, 137, 147, 201 - 204), Glucose-Lösungen (34 - 37, 46 - 48, 74, 211, 212) und Elektrolyt- bzw. Ringerlactatlösungen (83, 138, 139, 165) herangezogen. Die

4

Hämodilutionsperfusion ist heute als Standardverfahren zur Korrektur angeborener oder erworbener Herzfehler an fast allen in- und ausländischen Herzzentren eingeführt. In zahlreichen tierexperimentellen und klinischen Untersuchungen (34 - 37, 41, 46 - 49, 101 - 105, 110, 119, 126, 131, 134 - 136, 152, 180, 181, 189, 190, 194, 201 - 204, 211, 212) konnte nachgewiesen werden, daß eine mäßige Hämodilution, ja sogar eine verstärkte Hämodilution mit verschiedenen Blutersatzmitteln keine schweren Veränderungen im Elektrolyt- und Säure-Basen-Haushalt hervorrufen muß. LAVER (99) berichtete, daß sogar Hämotokritwerte bis zu etwa 10 % - allerdings bei gleichzeitiger Hypothermie - von 26 Patienten mit angeborenem Herzfehler gut vertragen wurden. Die Schaffung von relativer kleinvolumigen Einmaloxygenatoren hat schließlich den vollständigen Verzicht auf fremdes Spenderblut im extracorporalen Kreislauf ermöglicht, so daß heute von mehreren Arbeitsgruppen schon routinemäßig zahlreiche komplizierte Herzfehler mit einer vollkommen fremdblutfreien Verdünnungsperfusion korrigiert werden. So hat die Arbeitsgruppe von COOLEY (210) bereits über 42 Klappenersatzoperationen an Zeugen Jehovas ohne Anwendung von Fremdblut mit einer Letalität von nur 7 % durchgeführt.

II. Probleme der Blutperfusion

A. Komplikationen und Gefahren der Maschinenfüllung mit Fremdblut

Wie schon erwähnt, bietet die massive Transfusion homologen gruppengleichen Blutes erhebliche Komplikationsmöglichkeiten. So beobachteten verschiedene Arbeitsgruppen (50, 51, 61 - 63, 65, 76,
100, 114, 118) tierexperimentell und klinisch unmittelbar nach
Beginn des kardiopulmonalen Bypasses gelegentlich einen stärkeren
Blutdruckabfall, eine Thrombocytopenie oder Leukopenie und schwere
hämolytische Reaktionen. Auch Lungenödeme, renale Insuffizienzen,
hämorrhagische Diathesen und cerebrale Schäden müssen teilweise
Unverträglichkeiten des Fremdblutes zur Last gelegt werden. Diese
Erscheinungen wurden unter dem Begriff des "homologen Blutsyn-
droms" zusammengefaßt. Als eine Ursache dieses Syndroms wurde beim
Hund von EISEMAN und SPENCER (55) und von OTA und MUNDTH (145) der
Parasit Dirofilaria immitis angesehen. Nach Untersuchungen von
LITWAK (114) und GADBOYS (61 - 63) spielen beim menschlichen "ho-
mologen Blutsyndrom" möglicherweise Unverträglichkeitsreaktionen
der Plasma-Eiweiß-Fraktionen und eine Leukocyten- und Plättchen-
Antigenreaktion eine Rolle.

Eine weitere ernste Gefahr einer homologen Bluttransfusion ist
die Übertragung einer nicht erkannten Infektionskrankheit. An
erster Stelle steht hier die Serumhepatitis (80, 166, 168, 207),
die nach Literaturangaben zwischen 2 % (1) und 15 % (208) liegen
soll. Die Übertragung anderer Infektionskrankheiten, wie z.B. der
Lues und der Malaria (80), spielt kaum noch eine Rolle. In jüng-
ster Zeit wird das sog. Postperfusionssyndrom (86, 92), das mit
Fieber, atypischer Lymphocytose und Splenomegalie - ähnlich der
infektiösen Mononucleose - einhergeht und das mit dem Postperi-
kardiotomie-Syndrom als Postkardiotomie-Syndrom zusammengefaßt
wird, als Folge einer massiven Frischbluttransfusion nach extracorporaler Zirkulation angesehen. Ursachen dieses Syndroms sollen
u.a. das Cytomegalovirus (85), das Parainfluenzavirus und andere
Virusstämme sein.

B. Ethisch-religiöse Probleme der Bluttransfusion

Außer der Vermeidung der Komplikationen der massiven homologen
Bluttransfusion gibt die Blutverdünnungsperfusion die Möglich-
keit, Patienten zu operieren, bei denen aus weltanschaulichen
Gründen eine Fremdbluttransfusion nicht erlaubt ist, wie z.B.
bei den Zeugen Jehovas. Diese lehnen unter Berufung auf die Bibel
(1. Mose 9: 3, 4 und 3. Mose 17: 10 - 14) jede Übertragung von
Fremdblut, Blutplasma oder auch Humanalbumin strikt ab (39, 57,
175, 200, 210).

C. Schwierigkeiten der Blutbeschaffung, u.a. bei Noteingriffen mit der Herz-Lungen-Maschine

Da die Zahl der offenen Herzoperationen weiterhin steigen wird, muß es gezwungenermaßen zu einer zunehmenden Belastung der Blutbanken kommen. Durch die Hämodilutionsperfusion können Schwierigkeiten der Blutbeschaffung vermindert werden, auch erlaubt diese Methode den immer häufiger werdenden Noteingriff mittels der Herz-Lungen-Maschine (7, 13, 33, 146, 174).

III. Fragestellung

Seit einigen Jahren führen auch wir die Hämodilutionsperfusion
durch, ohne dadurch bedingte ernstere Komplikationen gesehen zu
haben. Zur Füllung der Herz-Lungen-Maschine (HLM) und zur Hämodilution verwenden wir seit Oktober 1969 Ringerlactat-Lösung mit
5 % Glucose (BRAUN-Melsungen). Trotz der von zahlreichen Arbeitsgruppen vorgenommenen tierexperimentellen und klinischen Untersuchungen mit verschiedenen Systemen der EKZ und mit unterschied-
lichen Blutersatzmitteln sind eine Reihe von Fragen bisher nicht
eindeutig zu beantworten. Es erschien daher angebracht, die Aus-
wirkung einer Hämodilutionsperfusion mit Ringerlactat-Glucose-
Lösung, wie sie auch DAS (42, 43), DEMOS (45), DIETER (49) und
LAEPPLE (97) anwenden, erneut zu prüfen.

In einer ersten Gruppe von 10 Patienten, bei denen ein angeborener, acyanotischer Herzfehler mit Hilfe der fremdblutfreien Hämodilutionsperfusion (Eigenblutverdünnungsperfusion) korrigiert
wurde, haben wir als Parameter einer ausgeglichenen Stoffwechsel-
lage während der Operation und im ersten postoperativen Verlauf
die Serumelektrolyte und die Säure-Basen-Werte bestimmt.

Zusätzlich haben wir in einer zweiten Gruppe von 8 Patienten mit
einem angeborenen oder erworbenen Herzfehler die Konzentration
von Gesamt-Calcium und von ionisiertem Calcium (Ca^{++}) gemessen.

In einer dritten Gruppe von 12 Patienten mit einem congenitalen
oder einem erworbenen Herzfehler, die mit Hilfe der Hämodilutionsperfusion unter Zusatz von Fremdblut operiert wurden, sind
von uns die Glucose- und Insulin-Konzentrationen sowie die Konzentrationen der freien Fettsäuren im Serum während der Perfusion
und postoperativ gemessen worden. Die großen Glucosemengen führen, wie von vielen Autoren mitgeteilt wird (46 - 48, 152, 173,
188), während der Perfusion zu einer extremen Erhöhung des Blutzuckerspiegels; Untersuchungen in dieser Richtung erschienen uns
daher wichtig, da enge Beziehungen zwischen Glucose, Insulin, den
Elektrolyten und dem Säure-Basen-Haushalt bestehen (97, 117,
127 - 129, 188).

Der starke Abfall der Hämoglobinkonzentration nach Einsetzen der
Hämodilution ist mit einer entsprechenden Erniedrigung der O_2-
Kapazität des Blutes verbunden. Folglich ist dem Grad der Hämodilution eine Grenze gesetzt, besonders bei Patienten mit eingeschränkter Coronarreserve. Solche Patienten finden sich vorwiegend unter den Kranken mit erworbenen Klappenfehlern, die einen
erheblichen Teil des kardiochirurgischen Krankengutes ausmachen.
In dem uns zugänglichen Schrifttum sind bisher keine Mitteilungen über
den Einfluß der Perfusion bzw. der Hämodilutionsperfusion auf die
Coronardurchblutung zu finden. Lediglich MOFFITT und Mitarb.

(<u>127</u> - <u>129</u>) haben Herzstoffwechseluntersuchungen nach offener
Herzchirurgie durchgeführt. Sie haben die intra- und postoperativen Werte des Säure-Basen-Haushaltes, der Elektrolytkonzentrationen und der Metaboliten im arteriellen und coronarvenösen
Blut von 5 mit Hämodilutionsperfusion operierten Patienten den
Werten von 5 mit reiner Blutperfusion operierten Patienten gegen-
übergestellt. Aufgrund der Ergebnisse tierexperimenteller Untersuchungen von CASE (<u>29</u>), MERCKER (<u>125</u>) und MURRAY (<u>133</u>) führt
eine akute normovolämische Anämie mit einer Hämatokritsenkung auf
ca. 40 % des Ausgangswertes zu einer annähernden Verdoppelung des
HZV bei gleichzeitiger Verminderung des peripheren Widerstandes.
Die Coronardurchblutung stieg sogar um ca. 200 % des Ausgangswertes an; der myokardiale O_2-Verbrauch nahm um ca. 21 % zu (<u>133</u>).

Zur Abklärung der Grenze einer Hämodilution bei coronargeschädigten Patienten erschien es uns daher sinnvoll bei myokardgesunden
Patienten mit nicht eingeschränkter Coronarreserve den Einfluß
der Hämodilution auf die Coronardurchblutung, den myokardialen
Sauerstoffverbrauch und die Hämodynamik des großen Kreislaufes zu
untersuchen. Die diesbezüglichen Messungen wurden in einer vierten und fünften Patientengruppe mit congenitalen, acyanotischen
Vitien durchgeführt; bei der vierten Gruppe wurde eine Hämodilutionsperfusion mit einer mittleren Verdünnung von 30 ml/kg angewandt, während bei der fünften Gruppe die Herz-Lungen-Maschine
mit homologem, gruppengleichen, heparinisierten Spenderblut gefüllt wurde.

IV. KRANKENGUT

Die erste Gruppe umfaßt 10 Patienten mit einem Durchschnittsalter
von 17,2 Jahren (Altersverteilung von 8 - 48 Jahren) mit einem
angeborenen, acyanotischen Vitium. In Tabelle 1 sind die Diagno-
sen, die Altersverteilung, die Perfusionszeit, Gewicht, Größe,
Oberfläche und Verdünnung aufgeführt. Bei der zweiten Patientengruppe dieser Untersuchungsreihe, mit einem Durchschnittsalter
von 29,3 Jahren (Altersverteilung 9 - 56 Jahre), deren Grunderkrankung congenitale und erworbene acyanotische Vitien waren,
wurde zusätzlich die Bestimmung des ionisierten Calciums durchgeführt (Tabelle 2).

Die dritte Gruppe betrifft 12 Patienten, deren Grunderkrankung
ebenfalls angeborene und erworbene Herzfehler waren. Das durch-
schnittliche Alter dieser Untersuchten lag bei 23 Jahren mit
einer Altersverteilung von 8 - 56 Jahren (Tabelle 3).

Die Untersuchungen der vierten und fünften Gruppe wurden an zwei
vergleichbaren Patientenkollektiven durchgeführt. Um exakte Aus-

Tabelle 1. Erste Patientengruppe, "Elektrolytkonzentrationen und Säure-Basen-
Haushalt"

Eigenblutverdünnung n = 10	Alter [J.]	Gewicht [kg]	Größe [cm]	Oberfl. $[m^2]$	Verdün. [ml/kg]	Perf.Z. [min]
1. F.W. ♂ valv.Pst.	13	41,0	151	1,32	39	9
2. A.H. ♂ VSD+valv. Pst.	8	38,0	142	1,22	44	24
3. H.H. ♂ acyan.F.T.	14	70,0	176	1,83	32	44
4. N.G. ♂ VSD	9	24,5	130	0,95	52	33
5. U.Z. ♂ valv.Ao.St.	9	29,5	141	1,08	52	27
6. C.R. ♀ ASD	26	65,5	172	1,76	42	34
7. H.T. ♂ valv.+ inf.Pst.	14	62,5	172	1,73	34	13
8. H.K. ♂ ASD	12	34,0	148	1,21	49	21
9. W.M. ♂ ASD	19	69,3	181	1,88	33	22
10 H.K. ♀ ASD	48	54,0	152	1,49	30	22
$\bar{x}$	17,2	48,8	156,5	1,45	40,6	25
$s\bar{x}$	3,8	5,5	5,5	0,11	2,6	3

Tabelle 2. Zweite Patientengruppe, "ionisiertes Calcium"

Ca^{++} n = 8	Alter [J.]	Gewicht [kg]	Größe [cm]	Oberfl. [m^2]	Verdün. [ml/kg]	Perf.Z. [min]
1. P.K. ♂ ASD	24	56,8	168	1,63	25	16
2. K.D. ♂ Ao.I.+VSD	28	48,5	158	1,46	35	135
3. S.U. ♀ valv.Ao.St.	36	57,7	158	1,57	28	38
4. W.K. ♂ Ao.I.	56	94,0	174	2,08	31	56
5. J.G. ♂ valv.Ao.St.	16	57,0	166	1,62	35	40
6. M.P. ♀ F.T.	9	31,0	135	1,08	58	60
7. M.K. ♀ ASD	46	51,5	162	1,57	22	19
8. R.A. ♀ VSD	19	42,2	163	1,41	41	70
$\bar{x}$	29,3	54,8	160,5	1,55	34,3	54
S$\bar{x}$	5,6	6,4	4,1	0,10	4,0	13

Tabelle 3. Dritte Patientengruppe, "Glucose, Insulin und freie Fettsäuren"

Glucose - Insulin n = 12	Alter [J.]	Gewicht [kg]	Größe [cm]	Oberfl. [m^2]	Verdün. [ml/kg]	Perf.Z. [min]
1. R.W. ♂ Ao.-Ins.	36	63	171	1,72	29	97
2. P.K. ♂ ASD	24	57	168	1,63	25	16
3. G.M. ♀ VSD	15	57	174	1,68	29	20
4. K.D. ♂ Ao.-Ins. +VSD	28	49	158	1,46	35	135
5. S.U. ♀ valv.Ao.St.	36	58	158	1,57	28	38
6. W.K. ♂ valv.Ao.St.	56	94	174	2,08	31	56
7. G.V. ♂ ASD	16	60	182	1,78	32	70
8. U.C. ♂ F.T.	8	27	140	1,05	48	91
9. J.G. ♂ valv.Ao.St.	16	57	166	1,62	35	40
10. H.G. ♂ ASD	14	60	180	1,76	38	79
11. M.P. ♀ F.T.	9	31	135	1,08	58	60
12. W.P. ♂ ASD	22	94	173	2,06	27	90
$\bar{x}$	23,3	58,9	164,9	1,62	34,6	66
S$\bar{x}$	4,0	5,8	4,3	0,09	2,8	10

Tabelle 4. Vierte Patientengruppe, "Messung der Coronardurchblutung vor und nach Hämodilutionsperfusion"

Coronardurchblutung Hämodilution n = 13	Alter [J.]	Gewicht [kg]	Größe [cm]	Oberfl. [m^2]	Verdün. [ml/kg]	Perf.Z. [min]
1. C.R. ♀ ASD	25	65,5	172	1,76	42	34
2. T.B. ♂ ASD	12	37,9	151	1,27	15	21
3. W.W. ♂ ASD	12	46,0	164	1,47	35	17
4. U.S. ♀ ASD	10	27,5	136	1,03	30	22
5. B.H. ♂ ASD	8	25,0	132	0,97	48	37
6. A.F. ♀ valv.Pst.	10	34,5	140	1,16	30	5
7. A.K. ♀ ASD	11	33,7	150	1,21	30	15
8. P.K. ♂ ASD	24	56,8	168	1,63	25	16
9. M.G. ♂ VSD	10	33,5	156	1,25	34	27
10. H.G. ♂ ASD	14	60.0	180	1,76	38	74
11. U.S. ♀ valv.Pst.	15	39,5	163	1,37	27	16
12. A.H. ♀ ASD	9	30,0	142	1.11	34	23
13. W.D. ♂ valv.Pst.	13	40,5	153	1,33	25	10
x̄	13,3	40,8	154,4	1,33	31,8	24
Sx̄	1,5	3,5	4,0	0,07	2,3	5

Tabelle 5. Fünfte Patientengruppe, "Messung der Coronardurchblutung vor und nach Blutperfusion"

Coronardurchblutung Blutperfusion n = 10	Alter [J.]	Gewicht [kg]	Größe [cm]	Oberfl. [m^2]	Perfus.Z. [min]
1. A.G. ♀ ASD	7	24,5	124	0,92	15
2. P.P. ♀ ASD	8	24,5	132	0,96	25
3. W.D. ♂ ASD	10	21,0	125	0,86	15
4. B.F. ♂ valv.Pst.	8	29,5	125	1,00	10
5. A.W. ♀ ASD	8	24,5	129	0,95	14
6. W.B. ♂ VSD	10	27,0	134	1,01	15
7. A.S. ♂ valv.Pst.	8	38,5	144	1,24	19
8. C.S. ♀ ASD	8	27,0	135	1,02	18
9. C.L. ♀ VSD	7	18,5	122	0,82	21
10. J.M. ♂ valv.Pst.	7	30,5	138	1,09	29
x̄	8,1	26,6	130,7	0,99	18
Sx̄	0,3	1,7	2,2	0,04	2

sagen über die Beeinflussung der Coronardurchblutung durch die Perfusion bzw. Hämodilutionsperfusion machen zu können, durfte bei diesen Patienten die Coronarreserve nicht eingeschränkt sein. Am geeignetsten hierzu waren jüngere Patienten mit leichten congenitalen acyanotischen Vitien, bei denen aufgrund der kardiologischen Befunde eine Myokardschädigung ausgeschlossen werden konnte, also eine normale Coronarreserve zu erwarten war. Das Durchschnittsalter der Patienten der vierten Gruppe lag bei 13,3 Jahren (Altersverteilung 8 - 25 Jahre), das der Patienten der fünften Gruppe bei 8,1 Jahren (Altersverteilung 7 - 10 Jahre) (Tabelle 4 und 5).

V. Narkose- und Perfusionstechnik

Alle Patienten wurden in Neuroleptanalgesie (Dehydrobenzperidol
und Fentanyl) operiert. Als Prämedikation wurde 30 min vor Operationsbeginn 2 ml Thalamonal i.m. appliziert. Zur Muskelrelaxa-
tion erhielten die Patienten Pancuroniumbromid i.v. Nach endo-
trachealer Intubation wurde maschinell "PNPB" (positive negative
pressure breathing) mit N_2O/O_2 (3:1) beatmet. Bei der vierten
und fünften Patientengruppe (Messung der Coronardurchblutung)
wurde aus meßtechnischen Gründen Lachgas nicht verabfolgt und
nur mit Druckluft beatmet.

Nach medianer Sternotomie und Längseröffnung des Perikards wurden
die obere und die untere Hohlvene und die Aorta ascendens mit
Bändchen angeschlungen. Danach erfolgte die retroperitoneale
Freilegung der rechten A. iliaca externa, die ebenfalls angeschlungen wurde. Die Blutgerinnung wurde mit Heparin (3 mg/kg
Körpergewicht bzw. 90 mg/m^2 Körperoberfläche) aufgehoben. Eine
Metallkanüle wurde in die linke A. iliaca externa zum Abschluß
des arteriellen Schenkels der HLM eingeführt. In die obere und
untere Hohlvene wurden durch das rechte Herzohr Polyäthylen-
schläuche vorgeschoben und an diese der venöse Schenkel des Herz-
Lungen-Systems angeschlossen.

Nach Beendigung der extracorporalen Zirkulation wurde die Hepa-
rineinwirkung durch einen "Gerinnungstropf" (Protaminchlorid +
Trasylol + Konakion + Calcium + AMCA) neutralisiert.

Zur Perfusion wurde die Herz-Lungen-Maschine nach SARNS mit Rollerpumpe und einem RYGG KYVSGAARD-Bubble-Oxygenator (Fa. Polystan)
zum Einmalgebrauch angewandt. Das Herz-Lungen-System wurde bei
den Patienten der ersten Gruppe allein mit Ringerlactat-Glucose-
Lösung (BRAUN-Melsungen) gefüllt. Die mittlere Verdünnung bei
dieser mit reiner Eigenblutverdünnungsperfusion operierten Patientengruppe betrug 41 ml/kg (Verdünnung von 30 bis 52 ml/kg).

Bei der zweiten und dritten Gruppe wurde eine Hämodilutionsperfusion mit Füllung der HLM durch Ringerlactat-Glucose-Lösung unter
Zusatz von homologem, gruppengleichen, heparinisierten Spenderblut
durchgeführt, wobei eine Verdünnung von 30 ml/kg nicht überschrit-
ten wurde.

Die vierte Patientengruppe wurde ebenfalls in Hämodilutionsperfusion (mittlere Verdünnung 32 ml/kg) operiert, während bei der
fünften Patientengruppe die HLM nur mit homologem, gruppengleichen, heparinisierten Spenderblut ohne Zusatz gefüllt wurde.

Bei den Patienten der ersten und vierten und fünften Gruppe erfolgte die Perfusion in Normothermie, während bei einem Teil der

14

Patienten der zweiten und dritten Gruppe (erworbene Herzfehler)
die Perfusion in Hypothermie von ca. 30° C durchgeführt wurde.
Das Perfusionsvolumen wurde bei allen Patienten nach dem Körpergewicht (100 ml/kg·min) bzw. nach der Körperoberfläche (2,4 l/m^2
·min) eingestellt. Eine Stromstärke von 2,4 l/m^2·min wurde niemals unterschritten. Während der Perfusion erfolgte eine fort-
laufende Überwachung des arteriellen und venösen Druckes mittels
STATHAM-Elementen. Das Perfusat wurde im Oxygenator mit 4 - 7
l/min O_2 durchströmt. Zur Korrektur des Säure-Basen-Haushaltes
wurde - abhängig vom BE -CO_2 oder $NaHCO_3$ zugeführt. Bei länge-
ren Perfusionen erfolgte - je nach Höhe der Serumkalium-Konzen-
tration - eine Substitution von Kalium mit KCl-Lösung (BRAUN-
Melsungen).

VI. MESS- UND AUSWERTUNGSMETHODEN

A. Untersuchungen der Elektrolyte und des Säure-Basen-Haushaltes im arteriellen Blut

Die Blutproben für alle Bestimmungen wurden aus dem arteriellen Blut entnommen. Die einzelnen Probeentnahmen erfolgten in Abhängigkeit vom Operations-, Perfusions- und postoperativen Verlauf nach folgendem Plan:

1.   bei Operationsbeginn
2.   direkt vor Bypassbeginn
3.   5 min nach Bypassbeginn
3.a.
  b. jeweils 15 min später
  c.
4.   direkt nach Bypassende
4.a.
  b. jeweils 15 min später
  c.
5.   bei Operationsende
6.   6 Std. nach Operation
7.   12 Std. nach Operation
8.   24 Std. nach Operation
9.   48 Std. nach Operation
10.   72 Std. nach Operation

In diesen Proben wurden die Elektrolyte Natrium, Kalium, Calcium und Magnesium mittels der Atomabsorptions-Spektralfotometrie nach der Methode PASCHEN und FUCHS (149, 150) mit den Geräten der Fa. PERKIN-ELMER, Modelle 303 und 403, gemessen. Die Bestimmung des ionisierten Calciums erfolgte mit Hilfe einer Ionenselektiven Elektrode (FUCHS et al. (36)). Es handelte sich um das Serum-Calcium-Durchflußsystem, Modell 99-20, der Fa. ORION-Research, Inc. Cambridge, Mass., USA. Das Chlor wurde coulometrisch mit dem MARIUS-Chlor-O-Counter gemessen.

Die Untersuchungen des Säure-Basen-Haushaltes erfolgten nach der Methode von ASTRUP (3) unter Verwendung des SIGGAARD-ANDERSEN-Nomogramms (4), die Bestimmung der O_2-Sättigung und des Hämoglobingehaltes mittels eines CO-Oxymeters (Modell 182, Instrumentation Laboratory, Lexington/Mass.). Der Hämatokrit wurde als Mikrohämatokritwert mittels der ECCO-Quick-Zentrifuge gemessen.

B. Untersuchung der Konzentrationen von Glucose, Insulin und freien Fettsäuren im arteriellen Blut

Die Entnahme der Proben erfolgte im wesentlichen nach dem gleichen Plan wie im Abschnitt A; zusätzliche Entnahmen wurden nach

Bypassbeginn, nach Bypassende und nach Operationsende in anderen
Zeitabständen eingeschaltet.

Die Bestimmung der Glucose erfolgte enzymatisch nach der GOD-
Perid-Methode (BOEHRINGER-Mannheim). Das Insulin wurde radio-im-
munologisch (Humaninsulin als Referenzstandard; ^{125}J-Schweineinsu-
lin; Anti-Schweineinsulin-MS-Serum) nach der Methode von MELANI
(<u>123</u>) gemessen. Die Messung der freien Fettsäuren (FFS) wurde
colorimetrisch nach der Methode von KONITZER (<u>96</u>) mit Na-Palmitat
als Referenzstandard vorgenommen.

<u>C. Messung der Coronardurchblutung, des myokardialen Sauerstoff-
verbrauches, des arteriellen Druckes und des peripheren Wider-
standes</u>

Folgende Größen wurden in dieser Untersuchungsreihe bestimmt:
Coronardurchblutung, Herzzeitvolumen, Aorten- und Ventrikeldruck,
maximale Druckanstiegsgeschwindigkeit im linken Ventrikel und
EKG. Weiterhin wurden Hämoglobingehalt, Säure-Basen-Status und
Blutgase im arteriellen und coronarvenösen Blut analysiert; aus
diesen Größen wurden der myokardiale O_2-Verbrauch, der periphere
und coronare Widerstand und der Herz- bzw. Schlagvolumenindex berechnet.

Sowohl bei der vierten als auch bei der fünften Patientengruppe
erfolgte die erste Bestimmung dieser Werte (Ausgangswerte) bei
eröffnetem Thorax und vorbereiteter extracorporaler Zirkulation,
die zweite Bestimmung ca. 15 min nach Beendigung derselben. Bei
der fünften Patientengruppe wurde mit einer zusätzlichen Messung
vor Perfusionsbeginn die Coronarreserve nach i.v.-Applikation
von 0,4 mg/kg Persantin gemessen. Die Ausgangswerte von Coronardurchblutung, myokardialem O_2-Verbrauch und coronarem Widerstand
wurden mit den entsprechenden Befunden an 10 Patienten einer früheren Untersuchungsreihe (<u>93</u>) verglichen, bei denen eine kardio-
vasculäre Erkrankung ausgeschlossen worden war. Bei diesen Patienten sind seinerzeit folgende Normalbefunde erhoben worden ($\bar{x}$,
$S_{\bar{x}}$): Coronardurchblutung: 82 $\pm$ 3 ml/min·100 g, O_2-Verbrauch des
linken Ventrikels: 9,36 $\pm$ 0,3 ml/min·100 g, coronarer Widerstand:
0,98 $\pm$ 0,04 mm Hg/ml/min·100 g.

Da alle Messungen in Neuroleptanalgesie durchgeführt wurden,
dürfte die Anaesthesie die Vergleichbarkeit unserer Patientengruppen nicht beeinträchtigen.

Die Neuroleptanalgesie scheint darüber hinaus die Kreislaufver-
hältnisse gegenüber normalen Ruhebedingungen kaum zu verändern.
In einer vorausgegangenen Untersuchungsreihe an 10 Patienten
(<u>186</u>) konnten wir zeigen, daß unter einer gutdosierten NLA mit
ihren beiden Komponenten Dehydrobenzperidol und Fentanyl alle
Herz-Kreislaufparameter einschließlich der Coronardurchblutung
und des myokardialen O_2-Verbrauchs im Bereich der beim wachen
Patienten gemessenen Ausgangswerte lagen (Abb. 2).

<u>1. Vorbereitende Maßnahmen und Katheterisierung</u>. In die linke A.
radialis wurde zur Entnahme der arteriellen Blutproben und zur
Druckmessung ein Polyäthylenkatheter eingelegt. Ein weiterer

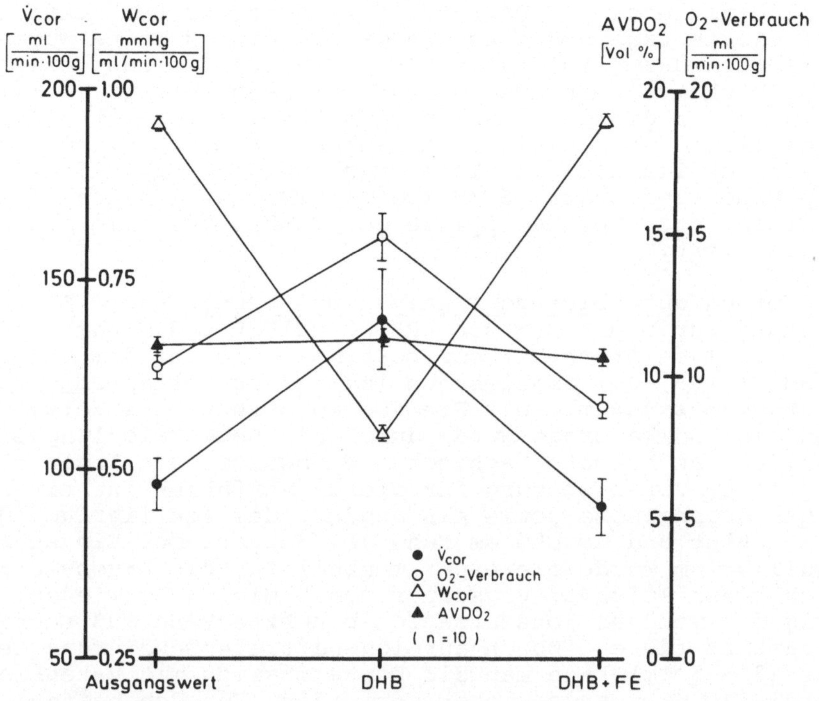

Abb. 2. *Coronardurchblutung (V̇cor), Coronarwiderstand (Wcor), arteriovenöse O_2-Differenz des Coronarblutes (AVD O_2) und myokardialer O_2-Verbrauch unter DHB- und DHB/Fentanyl-Wirkung; Mittelwerte ($\bar{x}$) und mittlere Fehler der Mittelwerte ($S\bar{x}$). Coronardurchblutung und myokardialer O_2-Verbrauch werden nach Applikation von DHB gesteigert, der coronare Widerstand ist entsprechend erniedrigt. Nach zusätzlicher Fentanyl-Injektion kehren Coronardurchblutung und O_2-Verbrauch wieder zu den Ausgangswerten zurück. Die arterio-venöse O_2-Differenz bleibt unter beiden Drogen nahezu unverändert*

Polyäthalenkatheter wurde zur Injektion eiskalter Ringerlösung
für die Bestimmung des Herzzeitvolumens über die linke V. basilica
bzw. V. cephalica in die V. cava superior (nur bei Vitien ohne
Shunt) und zur fortlaufenden Messung des zentralen Venendruckes
vorgeschoben. Zur Kälteinjektion bei Patienten mit Vorhofseptumde-
fekt wurde ein Polyäthylenkatheter in den linken Ventrikel von der
Spitze aus eingelegt, um durch Umgehung des Kurzschlusses das ef-
fektive Herzzeitvolumen des großen Kreislaufes messen zu können.
Die Thermosonde zur HZV-Bestimmung wurde anfänglich bei der Kanü-
lierung der rechten A. iliaca ext. bis in den Aortenbogen, bei
späteren Untersuchungen von der linken A. mammaria, die substernal
freipräpariert wurde, in den Aortenbogen vorgeschoben. Die Thermosonde konnte via A. mammaria auch für postoperative Serienbestim-
mungen des HZV für mehrere Tage belassen werden.

Der Coronarsinus wurde vom rechten Herzohr aus oder durch eine
Stichincision am Einfluß der V. cava caud. unter digitaler Kon-

trolle mit einem GOODALE-LUBIN-7F-Katheter katheterisiert (73).
Die exakte Lage desselben in der V. cordis magna wurde bei allen
Patienten durch Palpation von der Herzbasis aus gesichert (Abb. 3).
Das Totraumvolumen des Coronarsinuskatheters (1, 4 ml) war dem des
in die A. radialis eingelegten Katheters aus methodischen Gründen
angeglichen. Bei einigen Patienten der vierten und fünften Gruppe
wurde der linksventriculäre Druck und dp/dt_{max} mit einem Katheter-
Tip-Manometer Charr. 5 (Mikro-Tip TM_{PC-350}, Millar Instruments
Houston), das von der Spitze des linken Ventrikels eingelegt war,
registriert.

2. Coronardurchblutung (Analyse und Berechnung). Die Coronardurchblutung wurde mit der von BRETSCHNEIDER und Mitarb. (26, 156, 196)
entwickelten Argon-Methode bestimmt, die auf dem von KETY und
SCHMIDT (89, 90) angegebenen indirekten Verfahren zur Organdurchblutungsmessung mittels Fremdgasen beruht. Die Verwendung von Argon als Indikatorgas wurde durch die Neuentwicklung eines quanti-
tativen gaschromatographischen Nachweises von Argon im Blut ermöglicht. Voraussetzung für dieses Verfahren ist ein relativ homo-
genes Organgewebe sowie ein annäherndes Äquilibrium für Argon zwischen Blut und Gewebe am Ende der Meßperiode. Ein ausreichendes
Äquilibrium wurde tierexperimentell für die Argon-Methode bereits
nach einer Aufsättigungsdauer von 5 min nachgewiesen. Die zur Messung der venösen Konzentration benutzte Vene muß repräsentatives
Organblut führen. Durch aureichend tiefe Sondierung des Coronarsinus (3 - 5 cm) kann man die Kontamination mit Venenblut nichtmyo-
kardialen Ursprungs sicher vermeiden. Von den beiden technischen
Varianten der Argon-Fremdgas-Methode - der "punktuellen" Entnahme
von 6 - 10 arteriellen und organvenösen Blutproben in definierter
zeitlicher Folge zur Bestimmung der arteriellen und organvenösen
Aufsättigungskurven einerseits und der "integrierenden" Dauerent-
nahme andererseits - ist für klinische Untersuchungen die Dauerentnahmetechnik besser geeignet: 1. sind mehrere Messungen mit geringeren Blutvolumina - etwa 30 ml pro Messung - am gleichen Patienten möglich, 2. gewährleistet das maschinelle Absaugen eine
gleichmäßige und exakte simultane Entnahme der Blutproben sowie
einwandfreie Doppelanalysen und 3. wird durch die kleinere Proben-

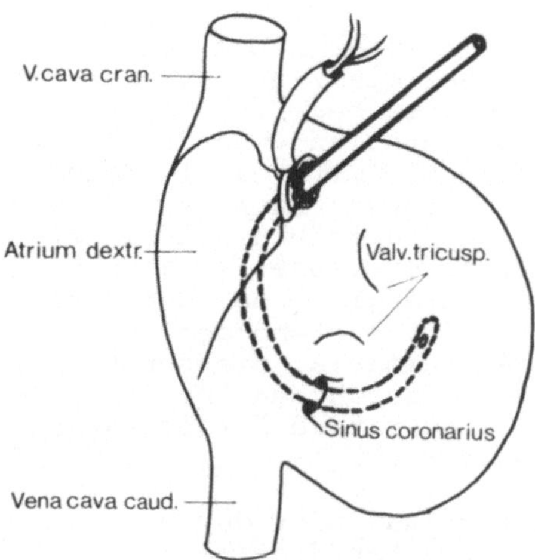

*Abb. 3. Schematische Darstellung
der Lage des GOODALE-LUBIN-7F-
Katheters im Coronarsinus der tho-
rakotomierten Patienten*

zahl der zeitliche Aufwand für die gaschromatographische Analyse
verringert.

Typische Aufsättigungskurven von Patienten - einerseits mit niedriger und andererseits mit hoher Coronardurchblutung - zeigt die
Abb. 4; beide Kurven wurden mit der "punktuellen" Entnahmetechnik
gewonnen. Aus der Abbildung wird deutlich, daß die arterielle
Vollsättigung mit Argon sehr schnell erreicht wird. Die venöse
Kurve nähert sich nach etwa 4 min asymptotisch der arteriellen

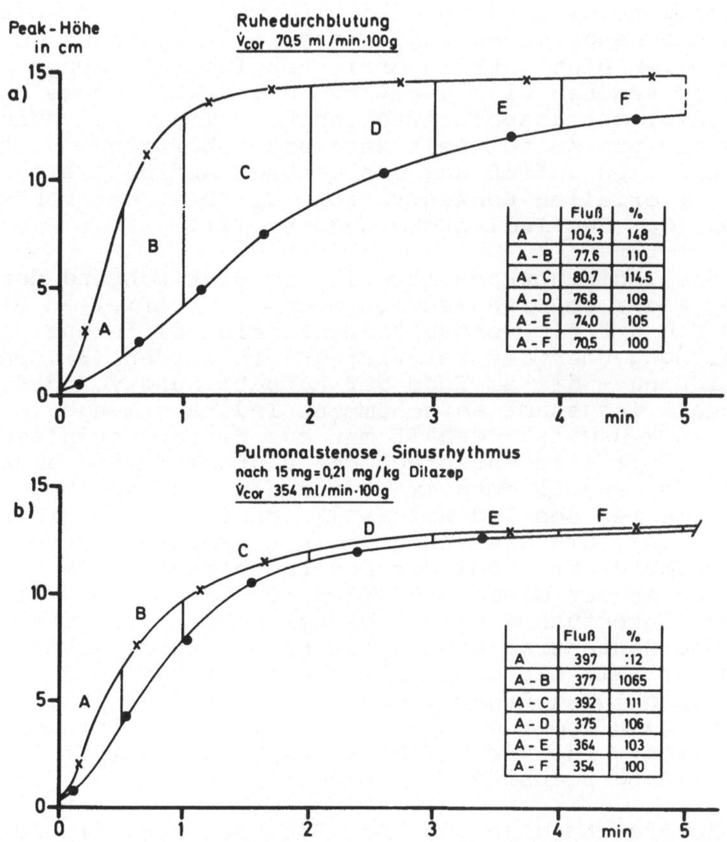

	Fluß	%
A	104,3	148
A - B	77,6	110
A - C	80,7	114,5
A - D	76,8	109
A - E	74,0	105
A - F	70,5	100

	Fluß	%
A	397	:12
A - B	377	1065
A - C	392	111
A - D	375	106
A - E	364	103
A - F	354	100

Abb. 4. Typische Argon-Aufsättigungskurven (punktuelle Entnahmetechnik) von Patienten a) mit niedriger und b) mit hoher Coronardurchblutung unter Dilazep-Wirkung.
Es ist ersichtlich, daß die arterielle Vollsättigung mit Argon nach 1 - 2 min erreicht wird. Die venöse Kurve nähert sich nach 4 - 5 min der arteriellen asymptotisch an. Der flachere Anstieg der arteriellen Argon-Konzentration im Falle b) ist wahrscheinlich durch das unter der Dilazep-Wirkung erhöhte HZV bedingt. Wie aus der segmentalen Analyse der Fläche zwischen arterieller und coronarvenöser Aufsättigungskurve hervorgeht (eingefügte Tabellen), ist nach etwa 5 min sowohl für niedrige als auch für hohe Flüsse das Äquilibrium für Argon zwischen Blut und Myokard weitgehend erreicht

20

an. Nach 5 min ist sowohl für niedrige als auch für hohe Flüsse
das Äquilibrium für Argon zwischen Blut und Gewebe weitgehend
erreicht, wie die segmentale Auswertung der Aufsättigungskurven
beweist (Abb. 4). Vergleichende Messungen der Coronardurchblutung
mit dem von BRETSCHNEIDER und Mitarb. entwickelten Druckdifferenz-
verfahren ($\underline{79}$, $\underline{195}$) und der Argon-Methode haben im Tierexperiment
eine gute Übereinstimmung beider Methoden in dem großen Bereich
von 60 - 500 ml/min·100 g ergeben ($\underline{77}$).

Die Berechnung der Coronardurchblutung läßt sich nach dem von
FICK 1870 ($\underline{56}$) zur Bestimmung des Herzzeitvolumens entwickelten
Prinzip ableiten (Abb. 5): Die vom Organ pro Zeiteinheit aufgenommene Menge eines Indikators $\Delta M_0/\Delta t$ entspricht der mit dem arteriellen Blut antransportierten Indikatormenge $M_a/\Delta t$ abzüglich
der im venösen Blut abgeführten Indikatormenge $M_v/\Delta t$ (1). Die
an- bzw. abtransportierte Indikatormenge ist durch das Produkt
aus der pro Zeiteinheit strömenden Blutmenge $V/\Delta t$, die für den
arteriellen Zufluß und den venösen Abfluß gleich groß ist, und
der arteriellen Konzentration (C_a) bzw. der venösen Konzentration (C_v) des Indikators gegeben (2).

Da die Indikatorkonzentration im Blut während der Zeit der Messung weder im organvenösen noch im arteriellen Blut konstant ist,
muß die arterio-venöse Konzentrationsdifferenz im Nenner der
Gleichung über die Zeit integriert werden (3). Den Zähler der
Gleichung - die am Ende der Aufsättigung von der Organgewichts-
einheit insgesamt aufgenommene Indikatormenge (M_{oe}), die nicht
direkt meßbar ist - erhält man aus der organvenösen Endkonzentra-
tion (C_{ve}) (die entsprechende Blutprobe wird am Ende der Meßperiode manuell entnommen) und dem Blut-Gewebe-Verteilungsko-
effizienten des Indikators (λ) sowie dem spezifischen Organge-
wicht (σ). Die Gleichung gewinnt damit die unter (4) in Abb. 5
angeführte Form. Bei der Dauerentnahmetechnik wird das Integral
im Nenner der Gleichung (4) durch die mittels der kontinuierli-
chen Blutentnahme direkt gemessene mittlere arterielle und organ-
venöse Konzentration und die Entnahmezeit ersetzt (Gl. (5),
Abb. 5). Mit Gleichung (6) schließlich wird die Coronardurchblutung pro 100 g Organgewebe berechnet. Das Indikatorgas Argon
wurde gaschromatographisch bestimmt. Das Prinzip des Analysen-
ablaufes wurde von TAUCHERT und Mitarb. ($\underline{195}$, $\underline{196}$) in anderen
Mitteilungen ausführlich beschrieben.

3. <u>Untersuchungsablauf</u>. Das Indikatorgas, ein Gemisch aus 21
Vol.% Sauerstoff und 79 Vol.% Argon (Argon reinst, Fa. Messer-
Griesheim bzw. Linde), wurde den Patienten über ein RUBEN-Ventil
mit einem RÜSCH-Atembeutel durch den Endotrachealtubus zugeführt.
Unmittelbar vor und nach der Argon-Aufsättigung wurde arteriel-
les und coronarvenöses Blut zur Bestimmung von O_2-Sättigung, Hb,
pCO_2 und Säure-Basen-Status entnommen. Zusätzlich wurden im arteriellen Blut die Elektrolytkonzentrationen und die Konzentration von Glucose und freien Fettsäuren ermittelt.

Außerdem wurde in kurzen Intervallen das Herzzeitvolumen vor und
nach den Argon-Aufsättigungen gemessen. Über eine Motor-Pumpenein-
heit (modifizierte Unita I, Fa. BRAUN-Melsungen) wurden die arteriellen und coronarvenösen Blutentnahmen zur Bestimmung der
Coronardurchblutung simultan als Doppelproben in gasdichten 5 ml

$$\frac{\Delta M_o}{\Delta t} = \frac{M_a}{\Delta t} - \frac{M_v}{\Delta t} \qquad\qquad (1)$$

$$\frac{M_a}{\Delta t} = \frac{V}{\Delta t} \cdot C_a$$

$$\frac{M_v}{\Delta t} = \frac{V}{\Delta t} \cdot C_v$$

$$\frac{\Delta Mo}{\Delta t} = \frac{V}{\Delta t} \cdot (C_a - C_v) \qquad\qquad (2)$$

$$\frac{V}{\Delta t} = \frac{\Delta Mo}{(C_a - C_v) \cdot \Delta t}$$

$$\frac{V}{t} = \frac{M_{oe}}{\int_o^t (C_a - C_v) \cdot dt} \qquad\qquad (3)$$

$$\frac{V}{t} = \frac{Cve \cdot \lambda \cdot \sigma^{-1}}{\int_o^t (C_a - C_v) \cdot dt} \qquad\qquad (4)$$

$$\frac{V}{t} = \frac{Cve \cdot \lambda \cdot \sigma^{-1}}{(\overline{C}a - \overline{C}v) \cdot t_e} \qquad\qquad (5)$$

$$k = \frac{\lambda \cdot \sigma^{-1} \cdot 100}{t_e} = 20,95$$

$$\frac{V}{t} = \frac{Cve \cdot k}{(\overline{C}_a - \overline{C}_v)} \quad \left[ml/min \cdot 100\ g \right] \quad (6)$$

Abb. 5.

$\Delta M / \Delta t$	= *Änderung der Indikatormenge im Organ pro Zeiteinheit*
M_{oe}	= *Gesamtmenge des Indikators im Organ am Ende der Aufsättigung*
$M_a / \Delta t$ bzw. $M_v / \Delta t$	= *Indikatormenge, die mit dem arteriellen Blut pro Zeiteinheit antransportiert bzw. mit dem venösen Blut pro Zeiteinheit abgeführt wird*
$V / \Delta t$ bzw. V / t	= *Durchblutung des Organs pro Gewichtseinheit*
C_a und C_v	= *Momentane arterielle und organ-venöse Indikatorkonzentration*
$\overline{C}_a$ und $\overline{C}_v$	= *Mittlere arterielle und organ-venöse Indikatorkonzentration*
Cve	= *Organ-venöse Indikatorkonzentration am Ende der Aufsättigung*
λ	= *Verteilungskoeffizient Organgewebe/Blut (für das Myokard 1,1)*
σ	= *Spezifisches Gewicht des Organs (für das Myokard 1,05 g/ml)*
t_e	= *Aufsättigungs- bzw. Blutentnahmedauer (für Argon = 5 min)*

Ganzglasspritzen (Fa. Braun-Melsungen) aufgezogen. Die Abb. 6
veranschaulicht das Schema der Meßanordnung am Patienten.

Die Anwendung der Argon-Methode entspricht damit weitgehend dem
Vorgehen, das in früheren Publikationen bereits ausführlich dargestellt wurde (196, 197).

4. Meßapparaturen und Registrierung. Der Aortendruck wurde mit
einem Statham-Element P 23Db über einen DC-Verstärker (C.H.F.
Müller/Philips) aufgenommen. Der mittlere Aortendruck wurde
elektronisch gemittelt und ebenfalls aufgezeichnet. Der linksventriculäre Druck wurde bei einigen Patienten beider Gruppen
mit einem neuartigen Katheter-Tip-Manometer (Mikro-Tip ^{TM}PC-350,
Millar Instruments/Houston) über die beschriebenen DC-Verstärker
gemessen. Die Differenzierung des Ventrikeldruckes (dp/dt) erfolgte mittels eines Differenzierverstärkers der Fa. C.H.F.
Müller/Philips. Mittleren systolischen und mittleren diastoli-

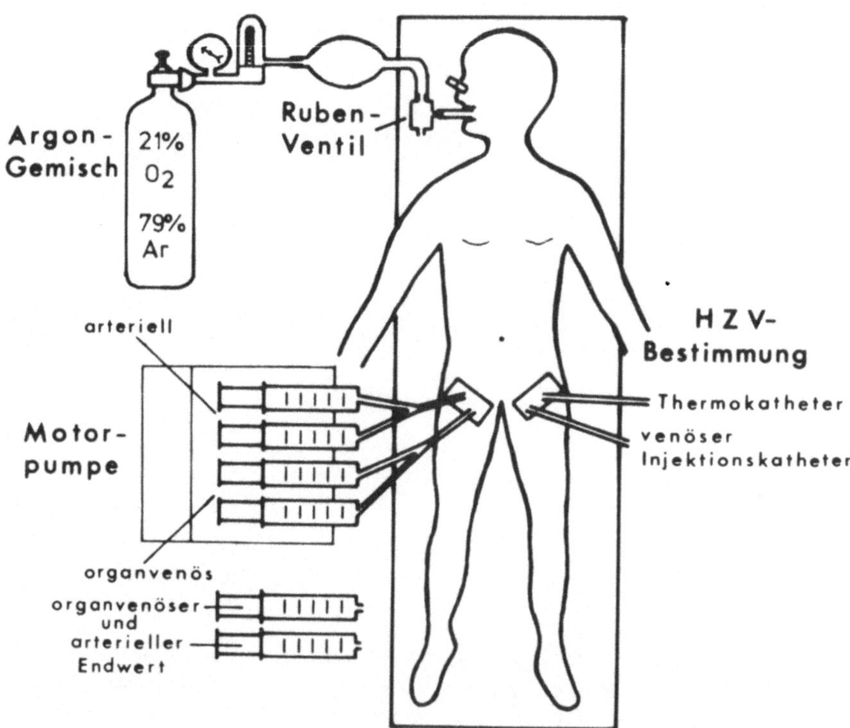

Abb. 6. Schematische Darstellung der Argon-Applikation und Blut-
entnahme-Vorrichtungen am Patienten.
Über ein halboffenes System atmet der Patient ein Argon-Sauer-
stoffgemisch (79 % Ar/21 % O₂) zu Beginn der Aufsättigungsperio-
de ein. Coronarvenöse und arterielle Blutproben werden simultan
als Doppelproben über eine Motorpumpe, die gleichzeitig mit dem
Beginn der Argonaufsättigung gestartet wird, in gasdichten 5 ml-
Ganzglasspritzen aufgezogen.
Am Ende der Meßperiode werden ein organvenöser und ein arterieller
Endwert manuell entnommen

schen Aortendruck entnahmen wir dèn Druckkurven graphisch. Das EKG
EKG (Extremitätenableitung I) und der endexspiratorische CO_2-
Gehalt (Uras MT, Fa. Hartmann und Braun) wurden simultan mit dem
Aorten- und Ventrikeldruck auf einem 6fach UV-Schreiber (C.H.F.
Müller/Philips) registriert. Die Abb. 7a + b und 8a + b zeigen
jeweils eine Originalregistrierung der genannten Herz-Kreislauf-

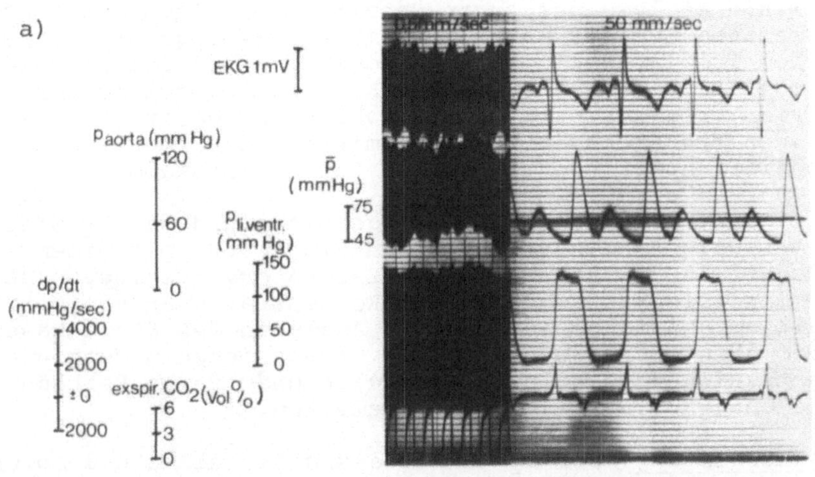

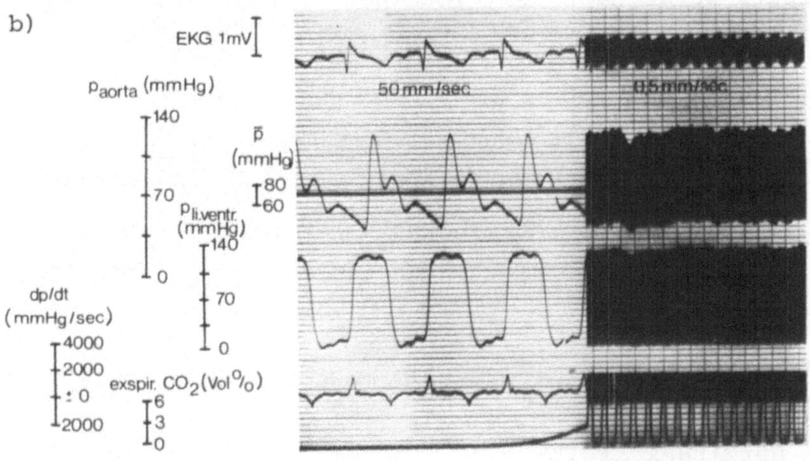

*Abb. 7a und b. Patient W.D., 13 J., valv. Pst., Hämodilutionsper-
fusion. Die Originalkurven zeigen von oben nach unten das EKG,
den Aortendruck, den mittleren Aortendruck, den Druck im li. Ventrikel und die exspiratorische CO_2-Konzentration. Die Abb. 7a
zeigt die Registrierung vor Bypass-Beginn, die Abb. 7b nach Bypass-Ende.
Der Ventrikeldruck wurde mit einem Katheter-Tip-Manometer der
Fa. Millar-Instruments, Houston, aufgenommen. Der Aortendruck,
der über einen konventionellen Katheter registriert wurde, ist
durch Schleudereffekte des Katheters verzerrt*

parameter vor der Perfusion und nach Blut- bzw. Hämodilutionsperfusion. Das Herzzeitvolumen wurde mit der Thermoinjektions-
Methode nach SLAMA und PIIPER (Typ HZV/BN 6560, Fa. Aug. Fischer
KG, Göttingen) bestimmt (182). Nach GEHTMANN und Mitarb. (67) ist
die Methode bei Vermeidung bekannter Fehlermöglichkeiten ausreichend genau.

Für die Analyse des Argon-Gehaltes der Blutproben wurde ein Gas-
chromatograph der Fa. Varian (Varian-Aerograph 173120-00) mit
einem Tritium-Helium-Ionisationsdetektor benutzt; die Meßsignale
wurden als "peaks" mit einem Kompensationsschreiber (A-25, Fa.
Varian) registriert. Die Einschleusung definierter Gasvolumina
in den Trägergasweg erfolgte mittels des "Dosierhahnes" einer
speziell hierfür entwickelten Extraktionskammer.

Die Bestimmung des Hämoglobingehaltes und der O_2-Sättigung im
arteriellen und coronarvenösen Blut wurde mit einem CO-Oxymeter
(Modell 182, Instrumentation Laboratory, Lexington/Mass.) vorgenommen. Die Bestimmungen der Konzentrationen von Natrium, Kalium,
Calcium und Magnesium und die Analysen des Säure-Basen-Haushaltes
erfolgten nach den unter VI.A. beschriebenen Methoden. Die Konzentrationen von Glucose, Insulin und freien Fettsäuren wurden
wie unter VI.B. beschrieben gemessen.

5. Auswertung. Der O_2-Gehalt des arteriellen und coronarvenösen
Blutes wurde primär aus dem Produkt von Hb, O_2-Sättigung und
Hüfnerscher Zahl ermittelt und dann um den physikalisch gelösten
Sauerstoff korrigiert. Der Sauerstoffverbrauch des linken Ven-
trikels wurde nach dem FICKschen Prinzip aus AVD O_2 und Coronar-
durchblutung ($\dot{V}_{cor}$) errechnet. Peripherer (W_{per}) und coronarer
Widerstand (W_{cor}) wurden wie folgt berechnet:

$$W_{per} = \frac{\text{mittl. Aortendruck} - 10 \text{ mmHg}}{\text{HZV/Gewichtseinheit}} \quad \left[\frac{\text{mmHg}}{\text{ml/min} \cdot \text{kg}}\right]$$

$$W_{cor} = \frac{\text{mittl.diast.Aortendruck} - 10 \text{ mmHg}}{\dot{V}_{cor}/\text{Gewichtseinheit}} \quad \left[\frac{\text{mmHg}}{\text{ml/min} \cdot 100 \text{ g}}\right]$$

Das Substraktionsglied von 10 mmHg im Zähler entspricht einem
mittleren "critical closing pressure".

Der Herzindex ergibt sich aus dem HZV und der Körperoberfläche
(letztere wurde nach den Angaben von DU BOIS aus Größe und Ge-
wicht bestimmt) - HI = HZV/Oberfläche $[\text{ml/min} \cdot \text{m}^2]$ - der Schlagvolumenindex aus dem Herzindex und der Herzfrequenz - SVI =
$\left[\frac{\text{ml} \cdot \text{min}}{\text{min} \cdot \text{m}^2}\right] = \left[\text{ml/m}^2\right]$.

Für die energetische Beanspruchung des Herzens wurde von SARNOFF
und Mitarb. (170) 1958 der Begriff des "tension time index"
(TTI) eingeführt. Der "TTI" wird definiert als Produkt aus der
Fläche unter dem systolischen Aortendruck und der Herzfrequenz.

Für die klinische Anwendung wurde von BRETSCHNEIDER (23, 52) der "TTI" in Form des Produktes "mittlerer" Aortendruck · √Herzfrequenz vereinfacht. Zur Abschätzung des mechanisch bedingten Energiebedarf wurde von uns der "TTI" vor und nach dem Bypass bei beiden Patientengruppen berechnet. Den von BRETSCHNEIDER und Mitarb. (24, 25, 88) entwickelten neuen hämodynamischen Parameter, der die einzelnen engergieverbrauchenden Prozesse in additiver Weise erfaßt (E_g = Gesamtsauerstoffverbrauch des linken Ventrikels = $E_0+E_1+E_2+E_3+E_4$)* und der wohl den Energiebedarf des Herzens am genauesten trifft, haben wir für unsere Untersuchungen nicht angewandt, da nur bei wenigen Patienten beider Gruppen simultan Ventrikeldruck und dp/dt max gemessen werden konnte.

D. Statistische Verfahren

Von allen Meß- und Rechengrößen wurde der Mittelwert ($\bar{x}$) und der mittlere Fehler des Mittelwertes ($S\bar{x}$) berechnet. Als statistisches Verfahren wurde bei allen Untersuchungsreihen, soweit es notwendig erschien, der Mittelwert der Differenzen auf eine signifikante Abweichung von O mit dem t-Test für gepaarte Werte geprüft.

---

* E_0 = Ruhe-O_2-Verbrauch in Normothermie

E_1 = O_2-Verbrauch der elektrophysiologischen Prozesse

E_2 = O_2-Verbrauch der Haltebetätigung während der Auswurfphase

E_3 = O_2-Verbrauch der Spannungsentwicklung während der isometrischen Anspannungsphase

E_4 = O_2-Verbrauch für die Inaktivierung des kontraktilen Systems während der Erschlaffungsphase

VII. Ergebnisse

Die Ergebnisse werden für die einzelnen Patientengruppen nach Abschnitt VI.A.B. und C. getrennt besprochen. Sie sind in den Tabellen 6 - 11 zusammengefaßt und in den Abb. 9 - 20 dargestellt.

A. Untersuchungen der Elektrolyte und des Säure-Basen-Haushaltes im arteriellen Blut (Tabelle 6 bis 8 und Abb. 9 bis 13)

1. Hämoglobin, Hämatokrit, Sauerstoffsättigung (Tabelle 6 und Abb. 9 und 10). Als Ausdruck der Hämodilution zeigte sich nach Beginn der Perfusionen ein deutlicher Abfall der Hämoglobinkonzentrationen und der Hämatokritwerte von annähernd normalen Ausgangswerten von $14,4 \pm 0,5$ g% bzw. $39,7 \pm 1,4$ % auf $7,2 \pm 0,5$ g% bzw. $18,1 \pm 1,9$ % (p< 0,0005). Nach vorübergehendem Anstieg beider Größen bis nahe auf die Ausgangswerte, fielen sie in der postoperativen Phase erneut deutlich ab. Die Konzentrationen des Gesamteiweiß zeigten bis zum Ende der Perfusion einen entsprechenden Verlauf. Von einem Ausgangswert von $6,7 \pm 0,1$ g% kam es durch die Hämodilution zu einem Abfall auf $2,8 \pm 0,2$ g% (p < 0,0005). Bei Operationsende war das Gesamteiweiß wieder annähernd normalisiert (p < 0,0005), es stieg dann in den ersten postoperativen Tagen im Gegensatz zu Hb und Hämatokrit langsam weiter an.

Während des gesamten Untersuchungszeitraumes war die arterielle O_2-Sättigung normal. Der arterielle Sauerstoffpartialdruck lag in der ersten operativen Phase oberhalb des Normalwertes und war während der Perfusion sogar deutlich erhöht. Die O_2-Sättigung des venösen Mischblutes bzw. der venöse pO_2 stiegen während der Perfusion von 68 % auf 78 % bzw. von 46 mmHg auf 61 mmHg an.

2. Elektrolytkonzentrationen (Tabelle 7 und Abb. 11). Die Natrium- und Magnesium-Konzentrationen blieben während des gesamten Untersuchungszeitraumes im Normbereich.

Die Kalium-Konzentration war bei Operationsbeginn mit $4,01 \pm 0,09$ mval/l normal, fiel aber schon bis Bypassbeginn auf einen unternormalen Wert von $3,38 \pm 0,11$ mval/l (p< 0,0025) ab. Während der Perfusion und auch bis zum Operationsende blieb die Kaliumkonzentration etwas unter der Norm. In der ersten postoperativen Phase wurde durch Substitution mit KCl (Braun-Melsungen) wieder der Normbereich erreicht.

Nach Perfusionsbeginn erfolgte ein deutlicher Abfall der Calcium-Konzentration von einem Ausgangswert von $4,57 \pm 0,06$ mval/l auf $3,31 \pm 0,06$ mval/l (p <0,0005). In diesem Bereich blieb das Calcium dann während der Perfusion. Erst bei Operationsende war das Calcium mit $4,58 \pm 0,1$ mval/l wieder normalisiert. Ein erneuter

Tabelle 6. Mittelwerte und Standardabweichungen der Konzentrationen von Hämoglobin, Hämatokrit, Gesamt-Eiweiß und Elektrolyten sowie der Gesamt-Osmolalität bei den 10 Patienten der ersten Gruppe vor, während und nach Eigenblut-verdünnungsperfusion (vergl. Tabelle 1)

n = 10		nach Op.- Beginn	vor Byp.- Beginn	5 min nach Byp.- Beginn	20 min nach Byp.- Beginn	nach Byp.- Ende	bei Op.- Ende	6 h nach Op.- Ende	12 h nach Op.- Ende	24 h nach Op.- Ende	48 h nach Op.- Ende	72 h nach Op.- Ende
		1	2	3	3a	4	5	6	7	8	9	10
Hb [g%]	$\bar{x}$	14,4	15,1	7,24	7,4	9,1	12,5	12,1	10,0	10,8	9,5	8,8
	$S\bar{x}$	0,5	0,6	0,5	0,8	0,6	0,8	0,5	0,7	0,6	0,8	0,4
Ht [%]	$\bar{x}$	39,7	39,4	18,1	21,3	23,7	34,0	29,6	28,3	29,1	25,3	23,6
	$S\bar{x}$	1,4	1,6	1,9	2,3	1,5	2,1	1,9	2,8	2,3	1,7	1,9
Ges.Eiw. [g%]	$\bar{x}$	6,69	6,55	2,76	–	4,00	5,36	5,80	5,50	5,82	5,84	5,90
	$S\bar{x}$	0,13	–	0,22	–	0,40	0,09	0,40	0,02	0,12	0,19	0,25
Na [mval/l]	$\bar{x}$	144	148	143	144	143	147	151	144	141	141	147
	$S\bar{x}$	3	4	2	3	3	3	3	5	3	3	5
K [mval/l]	$\bar{x}$	4,01	3,38	3,62	3,52	3,57	3,36	4,32	4,36	4,20	4,08	3,83
	$S\bar{x}$	0,09	0,11	0,23	0,43	0,16	0,12	0,11	0,16	0,10	0,08	0,13
Ca [mval/l]	$\bar{x}$	4,57	4,50	3,31	3,40	3,80	4,58	4,25	4,23	4,21	4,14	4,08
	$S\bar{x}$	0,06	0,06	0,06	0,09	0,11	0,10	0,10	0,08	0,07	0,10	0,08
Mg [mval/l]	$\bar{x}$	1,54	1,58	1,50	1,58	1,56	1,59	1,41	1,41	1,41	1,48	1,50
	$S\bar{x}$	0,04	0,05	0,04	0,04	0,07	0,06	0,06	0,05	0,05	0,05	0,06
Cl [mval/l]	$\bar{x}$	101	101	100	101	102	102	100	99	97	94	92
	$S\bar{x}$	1	1	1	2	1	1	1	1	2	1	2
Osmolalität [mosmol]	$\bar{x}$	280	279	312	316	294	288	285	276	269	256	253
	$S\bar{x}$	5	3	10	9	8	7	7	5	4	6	6

28

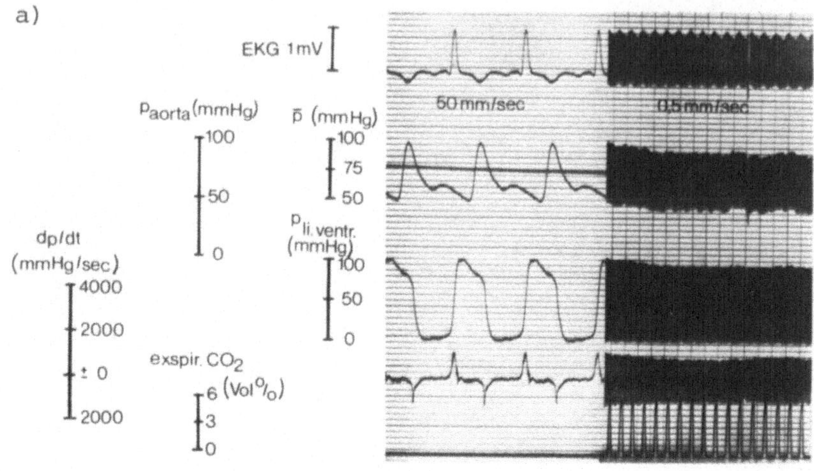

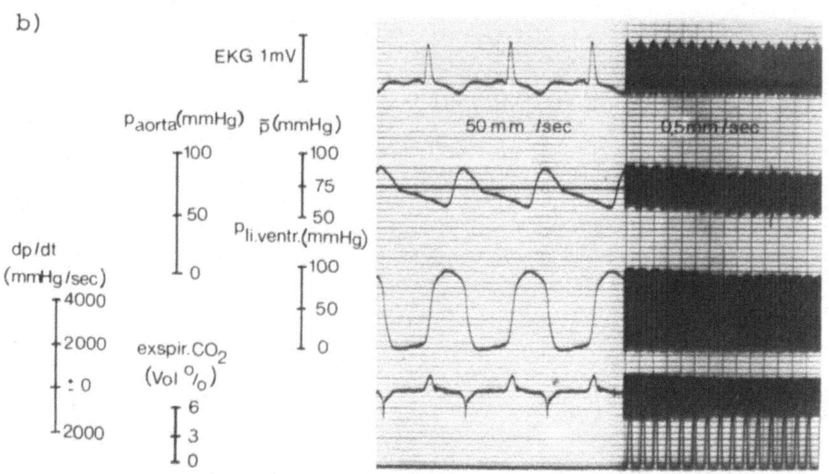

*Abb. 8a und b. Patient J.M., 7 J., valv. Pst., Blutperfusion.
Die Originalkurven zeigen von oben nach unten das EKG, den Aortendruck, den mittleren Aortendruck, den Druck im li. Ventrikel,
die Druckanstiegsgeschwindigkeit im li. Ventrikel und die exspiratorische CO$_2$-Konzentration. Die Abb. 8a zeigt die Registrierung vor Bypass-Beginn, die Abb. 8b nach Bypass-Ende*

geringfügiger Abfall der Calcium-Konzentration in den unteren
Normbereich erfolgte in den ersten 48 Stunden des postoperativen
Verlaufes, ein weiterer geringer Abfall auf 4,08 $\pm$ 0,08 mval/l
(p < 0,0005) am 3. Tag. Die Chlor-Konzentration lag während der
gesamten operativen Phase und in der ersten postoperativen Periode im Normbereich; vom 2. bis 3. Tag sank sie auf leicht unternormale Werte ab.

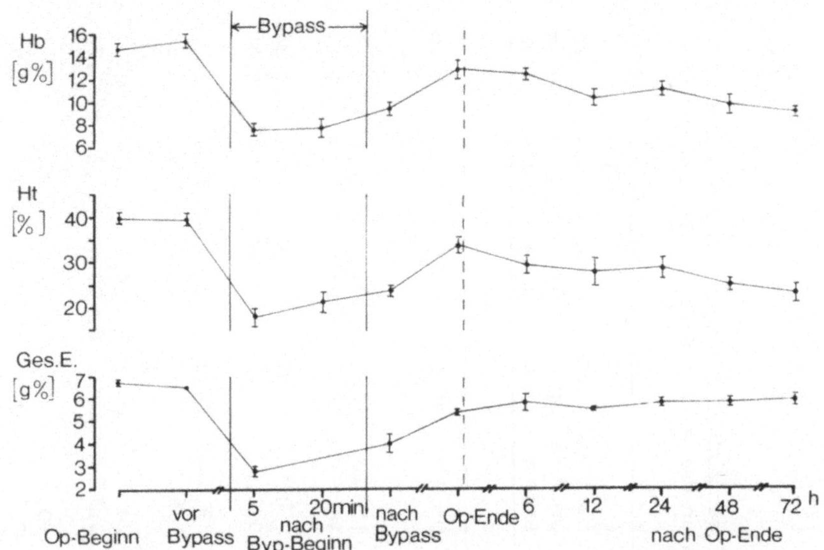

Abb. 9. Änderungen der Hämoglobinkonzentration, des Hämatokrits und der Konzentration des Gesamt-Eiweiß vor, während und nach Eigenblutverdünnungsperfusion. Mittelwerte und mittlere Fehler der Mittelwerte von 10 Patienten (Gruppe 1)

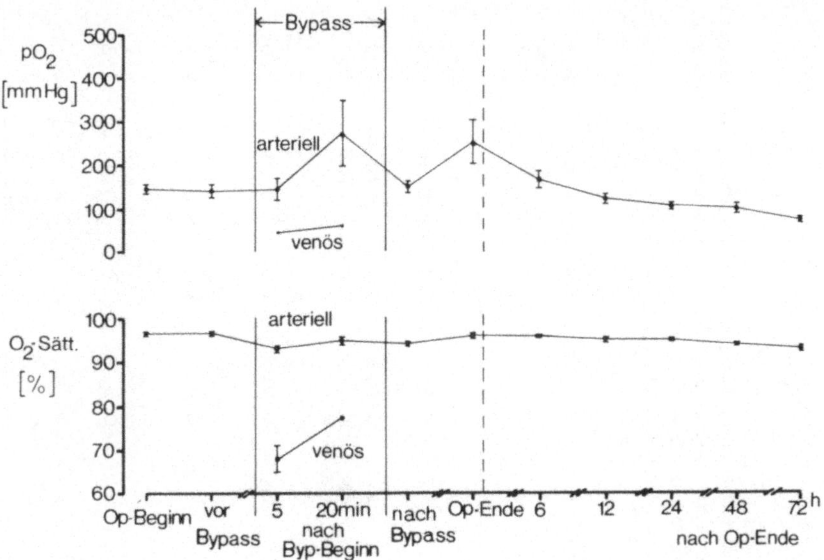

Abb. 10. Arterielle O_2-Sättigung und arterieller pO_2 vor, während und nach Eigenblutverdünnungsperfusion. O_2-Sättigung und pO_2 des venösen Mischblutes während der Perfusion. Mittelwerte und mittlere Fehler der Mittelwerte von 10 Patienten (Gruppe 1)

Tabelle 7. Mittelwerte und Standardabweichungen der arteriellen Sauerstoffsättigung, des arteriellen Sauerstoff-partialdruckes und der Werte des Säure-Basen-Haushaltes bei den 10 Patienten der ersten Gruppe vor, während und nach Eigenblutverdünnungsperfusion (vergl. Tabelle 1)

n = 10			nach Op.-Beginn	vor Byp.-Beginn	5 min nach Byp.-Beginn	20 min nach Byp.-Beginn	nach Byp.-Ende	bei Op.-Ende	6 h nach Op.-Ende	12 h nach Op.-Ende	24 h nach Op.-Ende	48 h nach Op.-Ende	72 h nach Op.-Ende
			1	2	3	3a	4	5	6	7	8	9	10
O_2-Sätt. [%]		$\bar{x}$	96,5	96,5	93,2	94,9	94,1	95,8	95,9	95,1	95,1	94,0	93,0
		$S\bar{x}$	0,3	0,4	0,6	0,8	0,7	0,4	0,1	0,6	0,3	0,5	0,6
pO_2	[mmHg]	$\bar{x}$	146,5	142,4	144,4	272,6	150,5	248,5	165,8	122,1	104,0	98,8	72,9
		$S\bar{x}$	8,2	14,4	27,9	75,9	13,9	49,1	18,8	12,3	8,0	13,0	5,4
pH		$\bar{x}$	7,424	7,417	7,405	7,427	7,343	7,327	7,407	7,437	7,430	7,434	7,445
		$S\bar{x}$	0,016	0,016	0,017	0,040	0,019	0,022	0,009	0,022	0,009	0,009	0,011
pCO_2	[mmHg]	$\bar{x}$	29,8	30,4	35,1	33,5	33,8	37,5	39,5	34,9	36,1	36,4	35,3
		$S\bar{x}$	0,9	2,2	1,9	2,4	1,3	2,2	1,5	1,9	1,1	1,2	1,6
Stand.Bicarb. [mval/l]		$\bar{x}$	21,3	21,0	21,6	21,5	18,9	19,2	24,3	23,9	24,2	24,4	24,7
		$S\bar{x}$	0,5	0,7	0,7	1,2	0,4	0,6	0,3	0,8	0,5	0,5	1,2
B.E. [mval/l]		$\bar{x}$	-3,6	-3,7	-3,0	-2,7	-6,4	-6,1	+0,1	+2,4	0	+0,3	+0,4
		$S\bar{x}$	0,6	0,8	0,8	2,0	0,6	0,9	0,3	0,9	0,5	0,5	1,4

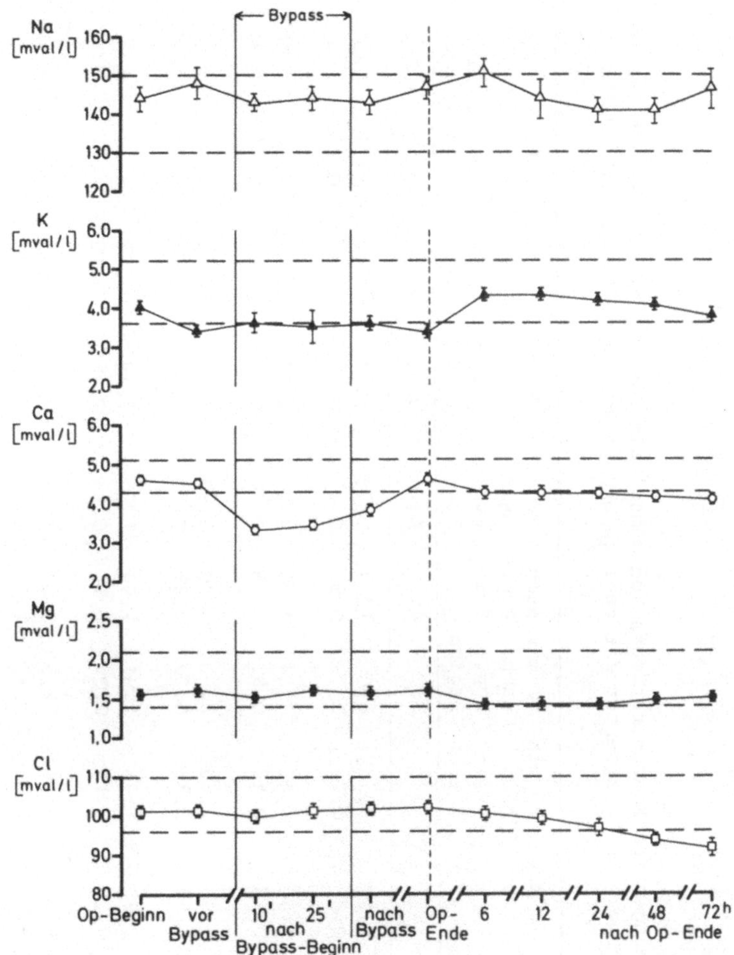

Abb. 11. Änderungen der Na-, K-, Ca-, Mg- und Cl-Konzentrationen im Serum vor, während und nach Eigenblutverdünnungsperfusion. Mittelwerte und mittlere Fehler der Mittelwerte von 10 Patienten (Gruppe 1). Der Bereich zwischen den gestrichelten horizontalen Linien gibt die normale Variationsbreite wieder

3. Ionisiertes Calcium (Tabelle 8 und Abb. 12). Unmittelbar nach Operationsbeginn lag die mittlere Konzentration des Gesamt-Calciums bei dieser Patientengruppe (n = 8) mit 4,14 ± 0,24 mval/l schon leicht unterhalb des Normalwertes. Mit 1,99 ± 0,06 mval/l betrug der Anteil des ionisierten Calciums 49 % vom Gesamt-Calcium. Die Konzentrationen von Hämoglobin und Gesamteiweiß waren mit 14,7 ± 1,0 g% bzw. 6,21 ± 0,44 g% normal. Kurz nach Perfusionsbeginn kam es zur hämodilutionsbedingten Erniedrigung des Hämoglobins auf 9,4 ± 0,5g% (p < 0,0005) und des Gesamteiweiß auf 3,57 ± 0,38 g% (p < 0,0005). Gleichzeitig erfolgte ein Abfall des Gesamtcalciums auf 3,51 ± 0,18 mval/l (p < 0,025). Trotz der deutlichen Erniedrigung des Gesamtcalciums blieb der Anteil des ionisierten Calciums mit 1,87 ± 0,05 mval/l relativ konstant. Bis

Tabelle 8. Mittelwerte und Standardabweichungen der Konzentrationen von Hämoglobin, Gesamt-Eiweiß, Gesamt-Calcium und ionisiertem Calcium sowie der pH-Werte bei den 8 Patienten der zweiten Gruppe vor, während und nach Hämodilutionsperfusion (vergl. Tabelle 2)

n = 8		nach Op.-Beginn	vor Byp.-Beginn	5 min nach Byp.-Beginn	20 min nach Byp.-Beginn	35 min nach Byp.-Beginn	50 min nach Byp.-Beginn	nach Byp.-Ende	15 min nach Byp.-Ende	30 min nach Byp.-Ende	bei Op.-Ende	6 h nach Op.-Ende	12 h nach Op.-Ende
		1	2	3	3a	3b	3c	4	4a	4b	5	6	7
Hb	$\bar{x}$	14,7	13,2	9,4	9,1	9,2	8,8	10,4	10,5	11,4	12,0	13,4	12,7
[g%]	$S\bar{x}$	1,0	0,7	0,5	0,6	0,7	0,7	0,5	0,7	0,4	0,7	0,2	1,0
Ges.E.	$\bar{x}$	6,21	6,54	3,57	3,44	3,46	3,84	4,03	4,21	4,73	5,66	5,59	5,96
[g%]	$S\bar{x}$	0,44	0,25	0,38	0,48	0,42	0,39	0,75	0,36	0,34	0,64	0,31	0,31
Ca	$\bar{x}$	4,14	4,09	3,51	3,45	3,69	3,66	3,80	3,96	5,00	4,68	4,09	4,44
[mval/l]	$S\bar{x}$	0,24	0,17	0,18	0,36	0,33	0,22	0,35	0,34	0,30	0,19	0,12	0,23
Ca^{++}	$\bar{x}$	1,99	1,95	1,87	1,82	1,96	1,91	1,94	1,95	2,14	2,27	–	–
[mval/l]	$S\bar{x}$	0,06	0,04	0,05	0,09	0,13	0,09	0,14	0,13	0,15	0,15	–	–
Ca^{++} %	$\bar{x}$	48,9	48,2	53,9	53,7	53,4	52,5	51,4	49,7	42,9	48,1	–	–
	$S\bar{x}$	2,7	2,3	1,5	2,9	1,9	1,4	1,4	1,7	2,4	1,4	–	–
pH	$\bar{x}$	7,460	7,442	7,384	7,395	7,414	7,464	7,424	7,418	7,391	7,359	7,418	7,419
	$S\bar{x}$	0,032	0,033	0,018	0,010	0,027	0,026	0,033	0,033	0,033	0,019	0,026	0,011

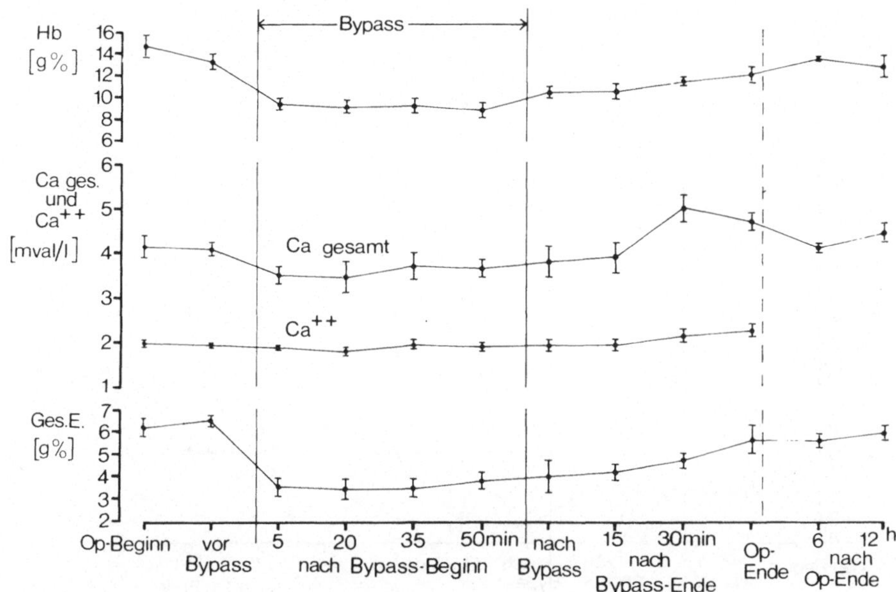

Abb. 12. Änderungen der Konzentrationen von Hämoglobin, Gesamt-Eiweiß, Gesamt-Calcium und ionisiertem Calcium (Ca^{++}) vor, während und nach Hämodilutionsperfusion. Mittelwerte und mittlere Fehler der Mittelwerte von 8 Patienten (Gruppe 2)

Bypassende stiegen die Konzentrationen von Hämoglobin und Gesamteiweiß und parallel dazu das Gesamtcalcium langsam an. Der Anteil des ionisierten Calciums am Gesamt-Calcium betrug bei Perfusionsende fast 52 %. Bis zum Ende der Operation hatten die Konzentrationen von Hämoglobin und Gesamteiweiß wieder annähernd den Normalwert erreicht; die Konzentration des Gesamt-Calciums lag zu diesem Zeitpunkt mit 4,68 ± O,19 mval wieder im Normbereich. Das Verhältnis des ionisierten Calciums zum Gesamt-Calcium entsprach dabei mit 48 % ebenfalls wieder dem Ausganswert.

4. Säure-Basen-Haushalt (Tabelle 7 und Abb. 13). Die nach Narkoseeinleitung gemessenen arteriellen Ausgangswerte des Kohlensäurepartialdruckes (pCO_2), des Standardbicarbonates ($NaHCO_3$) und des "Basenüberschusses" (BE) waren mit 30 mmHg, 21 mval/l und -3,6 mval/l leicht erniedrigt. Dagegen war der aktuelle pH-Wert normal.

Es bestand also eine leichte - respiratorisch kompensierte - metabolische Acidose. Während der operativen Vorbereitung zum Bypass und während des Bypasses blieben alle genannten Werte im gleichen Bereich. Nach Beendigung der extracorporalen Zirkulation sank der aktuelle pH-Wert auf leicht acidotische Werte von 7,343 (p<O,0125) ab und der "Basenüberschuß" wurde mit -6 mval/l (p<O,01) weiter negativ, während der pCO_2 bei ca. 34 mmHg blieb. 6 Stunden nach Abschluß der Operation waren die Werte des Säure-Basen-Haushaltes wieder normalisiert (p<O,OO5) und blieben auch im weiteren Verlauf normal.

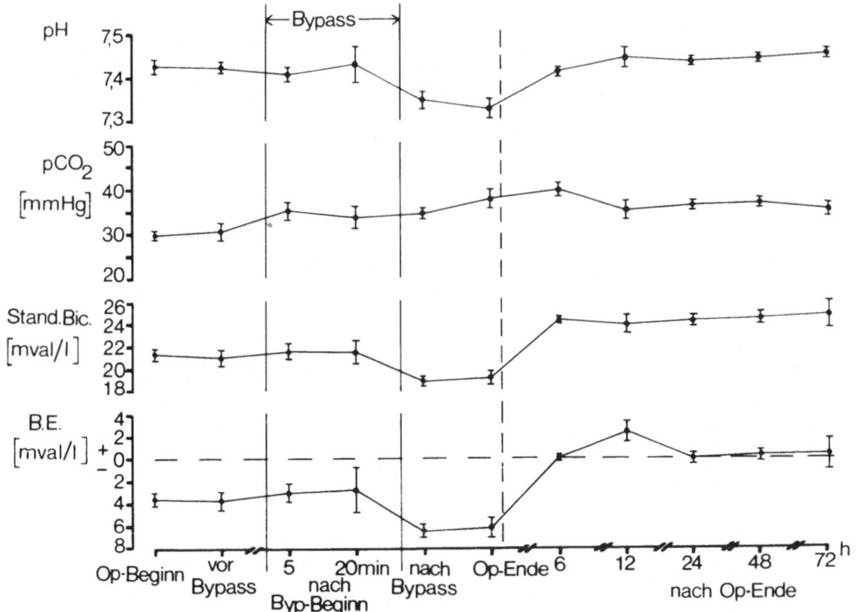

Abb. 13. Änderungen von pH, pCO₂, Standardbicarbonat und Base Excess im Serum vor, während und nach Eigenblutverdünnungsperfusion. Mittelwerte und mittlere Fehler der Mittelwerte von 10 Patienten (Gruppe 1)

B. Untersuchung der Konzentrationen von Glucose, Insulin und freien Fettsäuren im arteriellen Blut (Tabelle 9 und Abb. 14)

Auch in dieser Patientengruppe kam es zum hämodilutionsbedingten Abfall des Hämoglobingehaltes von 15,5 ± 0,8 g% auf 9,5 ± 0,2 g% (p < 0,0005). Nach einem langsamen Anstieg bis zum Operations-Ende war 24 Std nach der Operation ein erneuter leichter Hb-Abfall zu verzeichnen. Die Veränderungen des Hämoglobingehaltes und der Gesamt-Eiweiß-Konzentrationen entsprachen den Befunden der ersten Patientengruppe.

Der Blutzuckerspiegel war mit 116 ± 11 mg% zu Operationsbeginn normal. Nach Einsetzen des Bypasses erfolgte ein starker Anstieg der Blutzuckerkonzentration auf 933 ± 82 mg% (p 0,0005). Während des Bypasses war die Blutzuckerkonzentration leicht rückläufig, war aber 60 min nach Bypass-Beginn mit 673 ± 31 mg% (p < 0,0005) immer noch stark erhöht. 6 Stunden post operationem war mit 175 ± 12 mg% (p < 0,0025) immer noch eine deutliche Blutzuckererhöhung nachweisbar. Erst 24 Stunden nach Operationsende hatte sich der Blutzuckerspiegel mit 120 ± 20 mg% nahezu normalisiert.

Der Insulinspiegel zeigte während der ersten operativen Phase, während des Bypasses und bis 30 min nach Beendigung desselben keine deutlichen Abweichungen vom Normalwert. Erst bei Operationsende kam es zu einem signifikanten Anstieg auf 41 ± 7,0 µE/ml

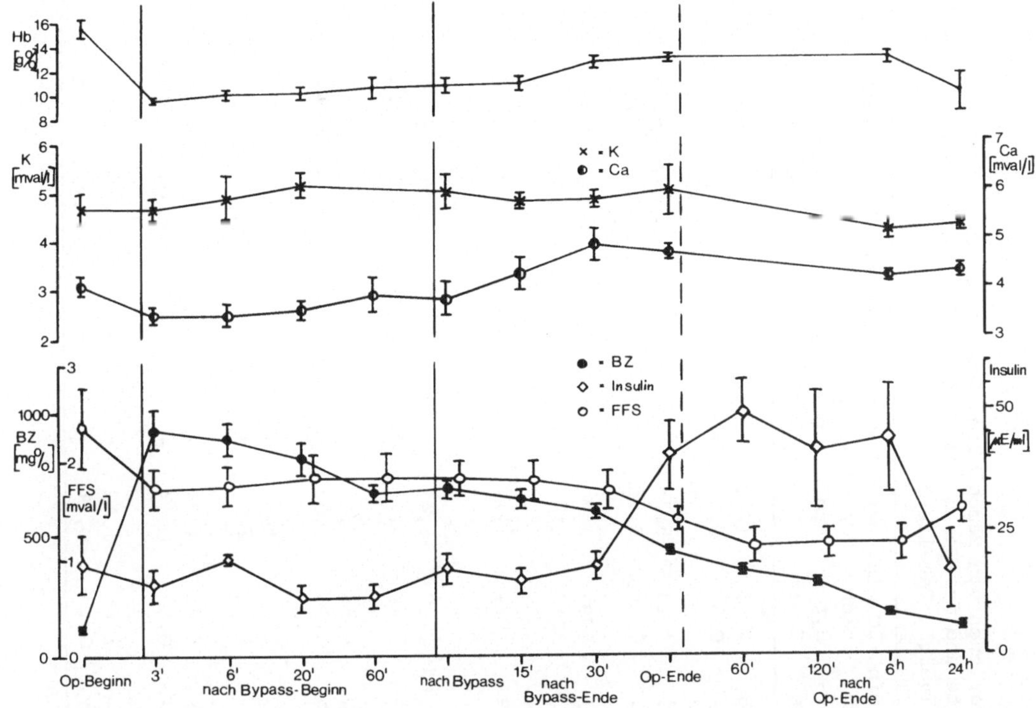

Abb. 14. Änderungen der Konzentrationen von Hämoglobin, Kalium, Calcium, Glucose, Insulin und freien Fettsäuren vor, während und nach Hämodilutionsperfusion. Mittelwerte und mittlere Fehler der Mittelwerte von 12 Patienten (Gruppe 3)

(p < 0,05). Bis zu 6 Stunden nach Operationsende blieb die Erhöhung der Insulinkonzentration bestehen; erst 24 Stunden nach Operationsende war mit 17,3 ± 7,7 µE/ml wieder ein Normwert erreicht.

Schon direkt nach Operationsbeginn waren die freien Fettsäuren (FFS) mit einem Wert von 2,36 ± 0,38 mval/l (p<0,0005) sehr stark erhöht. Zu Beginn des Bypasses kam es zu einer geringfügigen Erniedrigung des Fettsäurespiegels (p<0,05). Bis Bypassende nahm die Konzentration jedoch wieder zu. Erst nach Beendigung der Operation erfolgte ein deutlicher Abfall der FFS (p< 0,01), die jedoch während des gesamten weiteren Untersuchungszeitraumes mit über 1 mval/l noch immer über dem Normbereich lagen. 24 Stunden post operationem erreichten sie sogar wieder einen Wert von 1,49 ± 0,16 mval/l.

Während des gesamten Untersuchungszeitraumes lag die Kalium-Konzentration im Gegensatz zur ersten Patientengruppe im Normbereich. Schon von Operationsbeginn an wurde bei diesen Patienten Kalium als KCl substituiert. Die Natrium- und Magnesium-Konzentrationen zeigten ebenfalls während des gesamten Untersuchungszeitraumes keine signifikanten Abweichungen vom Normbereich. Die Calcium-Konzentration war wie bei der ersten und zweiten Patientengruppe während des Bypasses mit Werten um 3,5 mval/l (p<0,025)

Tabelle 9. Mittelwerte und Standardabweichungen der Konzentrationen von Hämoglobin, Gesamt-Eiweiß, Glucose, Insulin, freien Fettsäuren und Elektrolyten sowie der pH-Werte und der Gesamt-Osmolalität bei den 12 Patienten der dritten Gruppe vor, während und nach Hämodilutionsperfusion (vergl. Tabelle 3)

n = 12		nach Op.-Beg.	nach Byp.-Beg.	5 min nach Byp.-Beg.	20 min nach Byp.-Beg.	60 min nach Byp.-Beg.	nach Byp.-Ende	15 min nach Byp.-Ende	30 min nach Byp.-Ende	bei Op.-Ende	60 min nach Op.-Ende	120 min nach Op.-Ende	6 h nach Op.-Ende	24 h nach Op.-Ende
Hb [g%]	$\bar{x}$	15,5	9,5	10,0	10,1	10,5	10,7	10,8	12,5	12,8	–	–	12,4	10,0
	$S\bar{x}$	0,8	0,2	0,4	0,5	0,9	0,6	0,6	0,5	0,4	–	–	0,5	1,6
Ges.E. [g%]	$\bar{x}$	5,85	3,52	3,69	3,71	–	3,59	4,01	4,23	5,36	–	–	5,35	6,35
	$S\bar{x}$	0,48	0,43	0,64	0,62	–	0,43	0,31	0,08	0,75	–	–	0,33	0,61
Glucose [mg%]	$\bar{x}$	116	933	889	811	673	688	646	589	427	348	302	175	120
	$S\bar{x}$	11	82	65	66	31	43	37	30	21	18	20	12	20
Insulin [µE/ml]	$\bar{x}$	19,2	14,5	20,2	12,0	12,4	18,3	15,4	18,6	41,0	49,8	41,9	44,6	17,3
	$S\bar{x}$	5,9	3,4	1,2	2,7	2,6	3,0	2,7	2,8	7,0	6,7	12,8	11,0	7,7
FFS [mval/l]	$\bar{x}$	2,36	1,73	1,75	1,82	1,83	1,82	1,80	1,69	1,41	1,13	1,15	1,15	1,49
	$S\bar{x}$	0,38	0,19	0,19	0,26	0,26	0,18	0,21	0,22	0,13	0,17	0,15	0,15	0,16
K [mval/l]	$\bar{x}$	4,71	4,67	4,88	5,14	–	4,99	4,80	4,83	5,03	–	–	4,22	4,32
	$S\bar{x}$	0,33	0,24	0,46	0,25	–	0,35	0,15	0,18	0,53	–	–	0,20	0,13
Na [mval/l]	$\bar{x}$	145	139	141	143	141	141	140	143	145	–	–	149	150
	$S\bar{x}$	3	2	2	2	1	2	2	1	2	–	–	2	1
Ca [mval/l]	$\bar{x}$	4,09	3,48	3,47	3,63	3,89	3,79	4,31	4,92	4,74	–	–	4,23	4,34
	$S\bar{x}$	0,21	0,17	0,24	0,22	0,34	0,36	0,33	0,33	0,14	–	–	0,08	0,13
Mg [mval/l]	$\bar{x}$	1,49	1,51	1,66	1,61	1,66	1,67	1,62	1,68	1,62	–	–	1,44	1,41
	$S\bar{x}$	0,06	0,06	0,09	0,07	0,07	0,15	0,13	0,13	0,11	–	–	0,11	0,19

Tabelle 9. (Fortsetzung)

pH	$\bar{x}$	7,422	7,373	7,394	7,408	7,443	7,404	7,414	7,387	7,358	–	–	7,394	7,407
	$S\bar{x}$	0,021	0,014	0,011	0,011	0,012	0,021	0,023	0,024	0,019	–	–	0,019	0,018
Osmolal.	$\bar{x}$	299	334	330	332	–	335	326	335	328	–	–	309	312
[mosmol]	$S\bar{x}$	5	6	7	6	–	7	9	9	8	–	–	4	10

deutlich erniedrigt. Auch im Säure-Basen-Haushalt fanden sich
ähnliche Veränderungen wie bei der ersten Patientengruppe.

C. Messung der Coronardurchblutung, des myokardialen Sauerstoffverbrauches, des arteriellen Druckes und des peripheren Widerstandes (Tabelle 10 und 11, Abb. 15 bis 20).

Bei den 13 Patienten der vierten Gruppe - Hämodilutionsperfusion -
war entsprechend der Verdünnung das Hämoglobin nach Beendigung
der extracorporalen Zirkulation von einem mittleren Wert von
12,7 $\pm$ 0,4 g% auf 8,1 $\pm$ 0,4 g% (p$<$ 0,0005) abgefallen. Als Folge

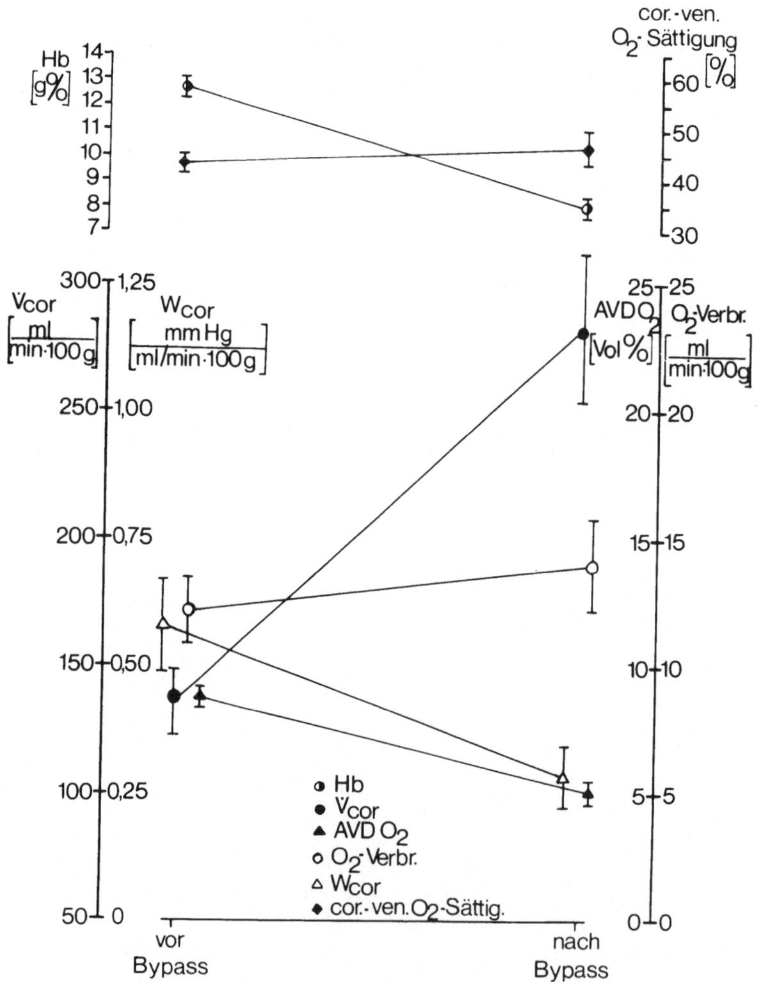

Abb. 15. Verhalten von Hämoglobin, coronarvenöser O_2-Sättigung,
Coronardurchblutung (Vcor), coronarem Widerstand (Wcor), myokardialem O_2-Verbrauch und AVD-O_2 des Coronarblutes vor und nach
Hämodilutionsperfusion. Mittelwerte und mittlere Fehler der Mittelwerte von 13 Patienten (Gruppe 4)

der Hämodilution stieg der Herzindex um 8 % von 4,4 auf 4,8 l/min
·m^2 und das Schlagvolumen von 35 ml/m^2 auf 38 ml/m^2.

Der periphere Widerstand zeigte eine entsprechende Erniedrigung.
Herzfrequenz und mittlerer Aortendruck änderten sich nur unwesentlich.

Die hämodilutionsbedingte Anämie bewirkte bei allen Patienten
eine starke Zunahme der Coronardurchblutung von 136 $\pm$ 13 ml/min
·100 g auf 284 $\pm$ 29 ml/min·100 g (p $<$ 0,0005). Entsprechend kam
es zu einer ausgeprägten Erniedrigung des coronaren Widerstandes
von 0,58 $\pm$ 0,09 $\left[\dfrac{mmHg}{ml/min·100\ g}\right]$ auf 0,29 $\pm$ 0,6 $\left[\dfrac{mmHg}{ml/min·100\ g}\right]$
p $<$ 0,0025). Der myokardiale O_2-Verbrauch stieg von 12,2 $\pm$ 1,3
ml/min·100 g auf 14,1 $\pm$ 1,8 ml/min·100 g (p $<$ 0,01) an. Trotz
eines erniedrigten arteriellen O_2-Gehaltes war die coronarvenöse
O_2-Sättigung nach Beendigung der Hämodilutionsperfusion mit 47,2
$\pm$ 3,5 % höher als der Ausgangswert von 43,6 $\pm$ 1,9 %. Die arterio-
venöse O_2-Differenz des Coronarblutes ging von 8,8 $\pm$ 0,5 Vol.% (vor

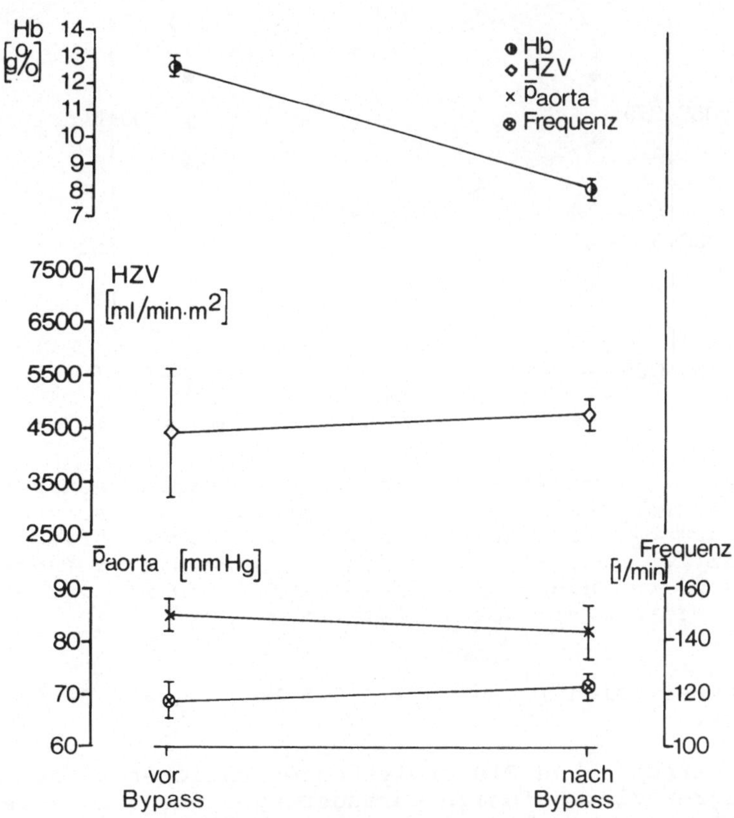

*Abb. 16. Verhalten von Hämoglobin, Herzzeitvolumen, mittlerem
Aortendruck und Herzfrequenz vor und nach Hämodilutionsperfusion.
Mittelwerte und mittlere Fehler der Mittelwerte von 13 Patienten
(Gruppe 4). Das HZV war nur von 4 Patienten verwertbar*

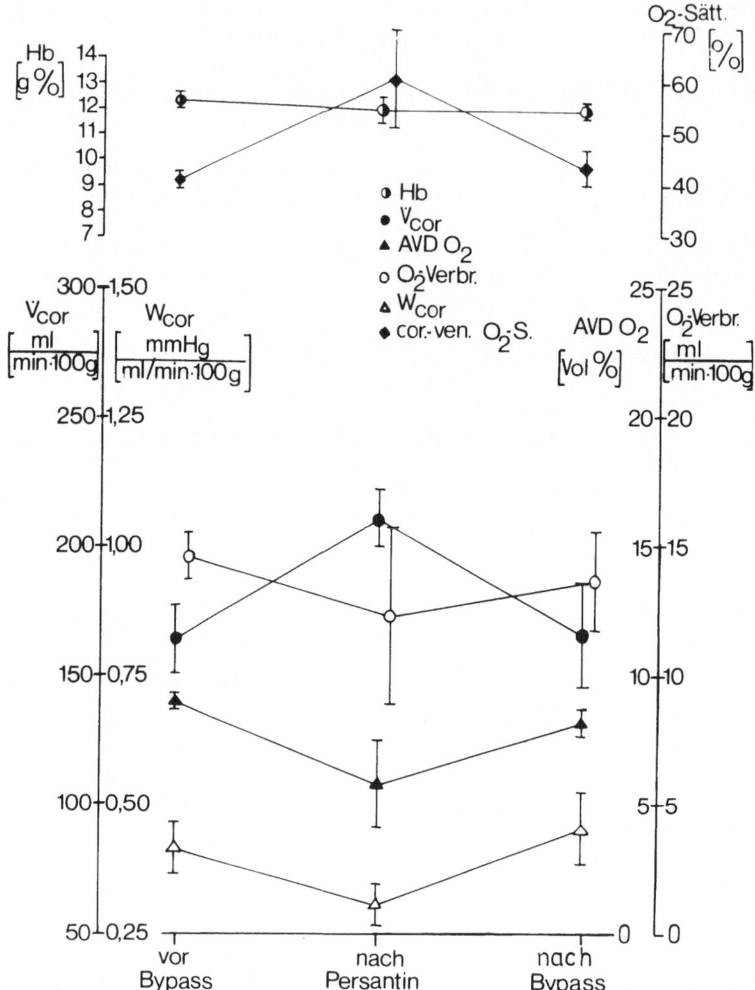

Abb. 17. Verhalten von Hämoglobin, coronarvenöser O_2-Sättigung, Coronardurchblutung (V̇cor), coronarem Widerstand (Wcor), myokardialem O_2-Verbrauch und AVD-O_2 des Coronarblutes vor Perfusion, nach i.v.-Injektion von 0,4 mg/kg Persantin (vor der Perfusion, n = 5) und nach Blutperfusion. Mittelwerte und mittlere Fehler der Mittelwerte von 10 Patienten (Gruppe 5)

der Perfusion) auf 5,2 ± 0,5 Vol.% (nach Perfusionsende) zurück.

Die arteriellen Elektrolytkonzentrationen dieser Patientengruppe zeigten gleichsinnige Veränderungen wie bei den Patienten der ersten Untersuchungsgruppe. Die Kalium-Konzentration stieg von einem sehr niedrigen Präperfusionswert von 2,91 ± 0,18 mval/l auf 3,26 ± 0,09 mval/l an. Keine Abweichungen vom Normalwert zeigten die Natrium-Konzentrationen, während das Calcium von einem niedrig-normalen Spiegel von 4,03 ± 0,11 mval/l auf 3,54 ± 0,11

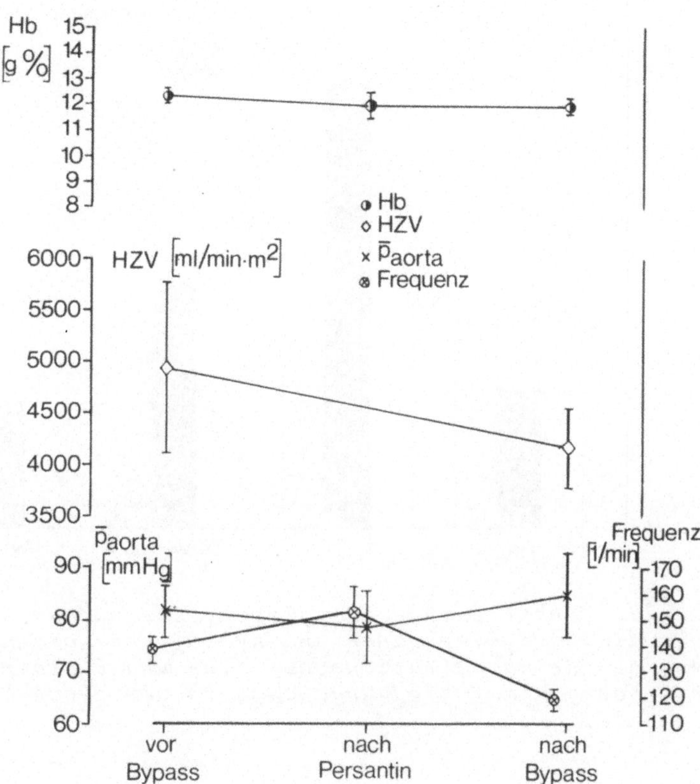

Abb. 18. Verhalten von Hämoglobin, Herzzeitvolumen, mittlerem Aortendruck und Herzfrequenz vor Perfusion, nach i.v.-Injektion von 0,4 mg/kg Persantin (vor der Perfusion, n = 5) und nach Blutperfusion. Mittelwerte und mittlere Fehler der Mittelwerte bei 10 Patienten (Gruppe 5). Das HZV war nur von 4 Patienten verwertbar

mval/l (p < 0,0005) absank. Die Magnesiumkonzentrationen lagen vor und nach der Hämodilutionsperfusion im Normbereich. Die Untersuchung des Säure-Basen-Haushaltes ergab vor und nach der Perfusion im wesentlichen gleiche Veränderungen wie bei den Patienten der ersten Gruppe.

Der mit 196 ± 13 mg% schon vor Perfusionsbeginn deutlich erhöhte Blutzucker war nach Beendigung der Hämodilutionsperfusion durch das glucosehaltige Perfusat mit 575 ± 62 mg% (p < 0,005) noch stark erhöht. Vor und auch nach dem Bypass war die Konzentration der freien Fettsäuren (FFS) wie in den anderen Gruppen auf das 3 - 4fache des Normalwertes erhöht.

Bei der fünften Patientengruppe (Blutperfusion) blieb das Hämoglobin, wie zu erwarten, während der ganzen Untersuchung weitgehend konstant. Nach Gabe von 0,4 mg/kg Persantin i.v. (bei 5 Patienten) fanden sich keine signifikanten Veränderungen von Herzfrequenz und mittlerem Aortendruck. Aus technischen Gründen

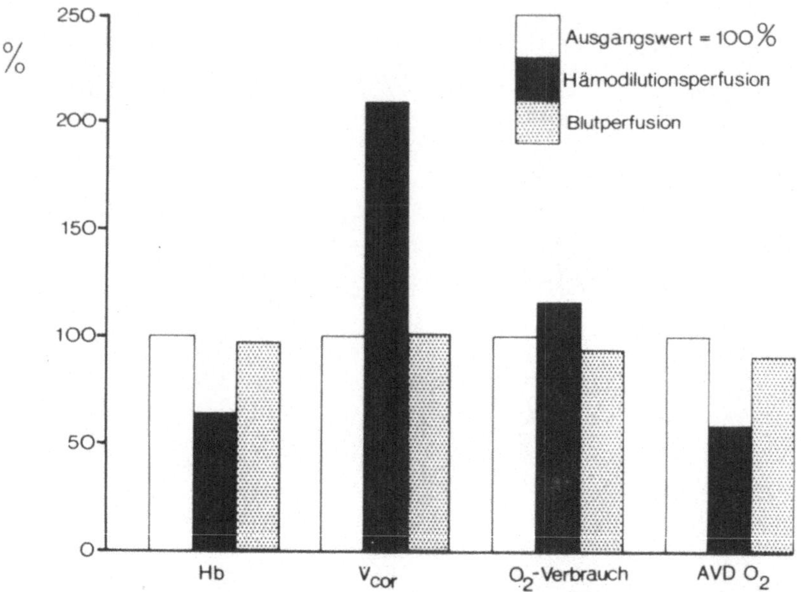

Abb. 19. Verhalten von Hämoglobin, Coronardurchblutung (Vcor), myokardialem O_2-Verbrauch und AVD-O_2 des Coronarblutes nach Bypassende für Hämodilutionsperfusion und Blutperfusion. Prozentwerte bezogen auf die Ausgangswerte vor Bypassbeginn (vergl.Abb. 15 und 17)

konnte bei den betreffenden 5 Patienten das HZV nicht gemessen werden. Die Coronardurchblutung stieg als Folge der Persantingabe von 165 $\pm$ 13 ml/min·100 g auf 212 $\pm$ 11 ml/min·100 g (p < 0,01) an, während der coronare Widerstand von 0,42 $\pm$ 0,05 $\left[\dfrac{mmHg}{ml/min\cdot100\ g}\right]$ auf 0,31 $\pm$ 0,04 $\left[\dfrac{mmHg}{ml/min\cdot100\ g}\right]$ (p < 0,01) absank. Der myokardiale Sauerstoffverbrauch nahm unter Persantin von 14,7 $\pm$ 0,9 ml/min ·100 g auf 12,4 $\pm$ 3,4 ml/min·100 g ab, die coronarvenöse O_2-Sättigung stieg von 41,4 $\pm$ 1,6 % auf 61,4 $\pm$ 9,6 % an.

Nach Beendigung der Blutperfusion zeigten die Parameter der Coronardurchblutung und des myokardialen Sauerstoffverbrauchs im Gegensatz zur Hämodilutionsperfusion keine wesentlichen Änderungen. Der Herzindex war nach Beendigung der Blutperfusion von 5 l/min ·m² auf 4,2 l/min·m² reduziert; die Abnahme erklärt sich aus einem entsprechenden Rückgang der Herzfrequenz. Der mittlere Aortendruck war nach dem Bypass nur unwesentlich höher als vor der Operation.

Die arteriellen Konzentrationen von Na, Ca und Mg lagen sowohl vor als auch nach der Blutperfusion im Normbereich. Nur der Kaliumspiegel war vor Perfusionsbeginn mit 2,99 $\pm$ 0,14 mval/l deutlich erniedrigt, hatte sich aber nach Bypassende durch Substitution mit KCl auf 3,56 $\pm$ 0,16 mval/l erhöht.

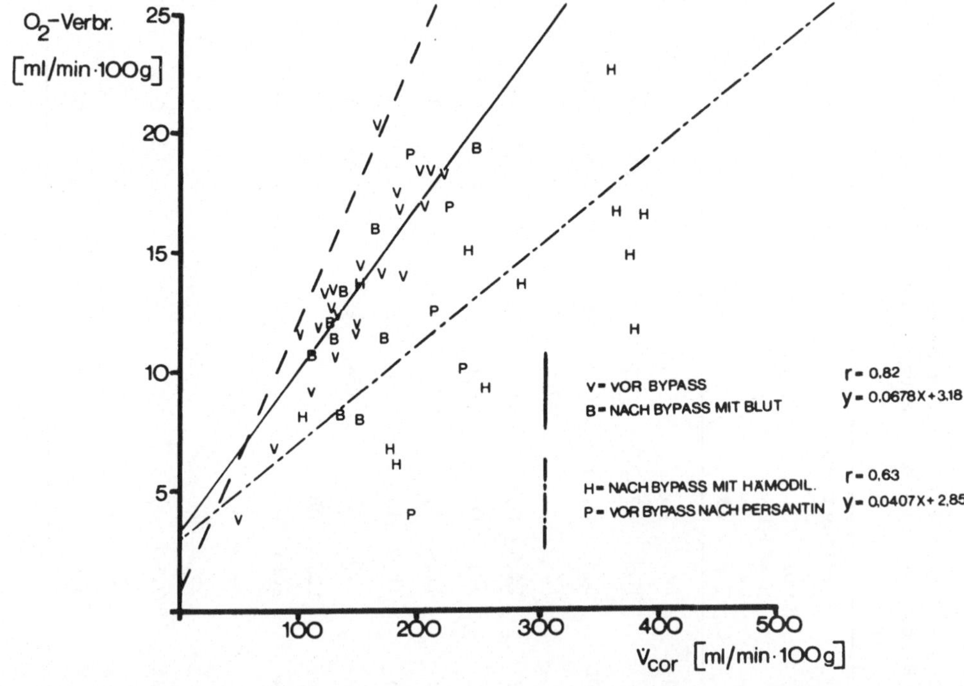

Abb. 20. Beziehung zwischen Coronardurchblutung (V̇cor) und Sauerstoffverbrauch des Myokards. Die eingezeichnete unterbrochene Gerade entspricht der von RAU (156) gefundenen Relation zwischen Myokarddurchblutung und Sauerstoffverbrauch des menschlichen Herzens unter Normalbedingungen. Alle von uns gemessenen Werte vor Perfusionsbeginn und nach Beendigung der Blutperfusionen liegen etwas rechts von dieser Regressionsgeraden und entsprechen damit einem etwas größeren Verhältnis von Durchblutung zu O₂-Verbrauch. Unsere Werte vor Perfusionsbeginn und nach Blutperfusion zeigen einen Korrelationskoeffizienten von r = +0,82. Die Werte nach Beendigung der Hämodilutionsperfusionen und die Werte nach Persantinapplikation sind noch bedeutend weiter nach rechts verschoben und bringen damit eine erheblich reduzierte AVD-O₂ des Coronarblutes zum Ausdruck. Der Korrelationskoeffizient für diese nicht so einheitliche Gruppe beträgt r = +0,63

Auch bei dieser Patientengruppe bestand schon vor Perfusionsbeginn eine deutliche Blutzuckererhöhung von 270 ± 32 mg%. Nach Beendigung des Bypasses war ein weiterer Anstieg auf 347 ± 42 mg% (p < 0,05) zu verzeichnen. Eine Erhöhung des Spiegels der FFS auf das 3 bis 4fache des Normalwertes war auch bei diesen Patienten nachweisbar. Im Säure-Basen-Haushalt waren - wie auch in der Hämodilutionsgruppe - keine schwerwiegenden Veränderungen festzustellen: Vor und nach dem Bypass bestand eine leichte metabolische Acidose (BE -6,4 bzw. -4,0 mval/l), die durch eine Hyperventilation (pCO₂ 26,5 bzw. 28,2 mmHg) weitgehend kompensiert war.

Da wir nur bei wenigen Patienten der vierten und fünften Gruppe in der Lage waren, den linksventriculären Druck und die maximale

Tabelle 10. Mittelwerte und Standardabweichungen der Parameter des Coronarkreislaufes und des arteriellen Systems bei den Patienten der vierten und fünften Gruppe vor und nach Hämodilutions- bzw. Blutperfusion (vergl. Tabelle 4 und 5)

		Hämodilutionsperfusion				Blutperfusion					
		vor n = 13		nach n = 13		vor n = 10		n.Persant. n = 5		nach n = 10	
		$\bar{x}$	$S\bar{x}$	$\bar{x}$	$S\bar{x}$	$\bar{x}$	$S\bar{x}$	$\bar{x}$	$S\bar{x}$	$\bar{x}$	$S\bar{x}$
Hb	$[g\%]$	12,7	0,4	8,1	0,4	12,4	0,3	12,0	0,5	12,0	0,3
$\dot{V}$cor	$[ml/min \cdot 100g]$	136	13	284	29	165	13	212	11	167	20
Wcor	$\left[\frac{mmHg}{ml/min \cdot 100g}\right]$	0,58	0,09	0,29	0,06	0,42	0,05	0,31	0,04	0,46	0,07
$\bar{p}$ diast	$[mmHg]$	74	3	72	5	72	5	70	6	75	8
O_2-Verbrauch	$[ml/min \cdot 100g]$	12,2	1,3	14,1	1,8	14,7	0,9	12,4	3,4	13,8	1,9
AVD O_2	$[Vol\%]$	8,8	0,4	5,2	0,5	9,1	0,3	5,9	1,7	8,3	0,5
O_2-Sätt. cor.-ven.	$[\%]$	43,6	1,9	47,2	3,5	41,4	1,6	61,4	9,6	43,7	3,4
pCO_2 cor.-ven	$[mmHg]$	37,6	1,6	38,4	5,3	31,2	1,3	30,7	2,6	32,8	1,7
Herzfrequenz	$[1/min]$	118	7	123	5	139	5	154	10	120	4
dp/dt max	$[mmHg/sec]$	1565		1333		1213	88			1107	122
HZV	$[ml/min \cdot m^2]$	4438	1215	4813	288	4961	829			4186	392
Schlagvolumen	$[ml]$	42	11	47	4	34	4			34	4
Schlagvolumenindex	$[ml/m^2]$	35	11	38	3	35	6			35	5
Wper	$\left[\frac{mmHg}{ml/min \cdot kg}\right]$	0,58	0,05	0,44	0,05	0,50	0,06			0,53	0,08
$\bar{p}$ aorta	$[mmHg]$	85	3	82	5	82	5	79	7	85	8
"TTI"	$[mmHg \cdot \sqrt{n}]$	914	44	914	54	958	58	973	90	937	97

Tabelle 11. Mittelwerte und Standardabweichungen der Werte des Säure-Basen-Haushaltes und der Konzentrationen von Elektrolyten, Blutzucker und freien Fettsäuren bei den Patienten der vierten und fünften Gruppe vor und nach Hämodilutions- bzw. Blutperfusion (vergl. Tabelle 4 und 5)

| | | Hämodilutionsperfusion | | | | Blutperfusion | | | | | |
| | | vor n = 13 | | nach n = 13 | | vor n = 10 | | n.Persant. n = 5 | | nach n = 10 | |
		$\bar{x}$	$S\bar{x}$	$\bar{x}$	$S\bar{x}$	$\bar{x}$	$S\bar{x}$	$\bar{x}$	$S\bar{x}$	$\bar{x}$	$S\bar{x}$
pH		7,406	0,017	7,408	0,015	7,406	0,019	7,424	0,025	7,438	0,013
pCO_2 art.	[mmHg]	24,9	2,5	32,1	1,5	26,5	1,2	28,3	1,9	28,2	1,4
Stand.Bicarb.	[mval/l]	19,1	0,6	20,9	0,5	19,1	4,0	19,9	0,4	21,1	0,7
B.E.	[mval/l]	-6,4	0,7	-4,0	0,7	-6,4	0,6	-5,2	0,7	-4,0	0,9
K	[mval/l]	2,91	0,18	3,26	0,09	2,99	0,14	2,87	0,23	3,56	0,16
Na	[mval/l]	143	1	142	1	140	1	140	1	144	1
Ca	[mval/l]	4,03	0,11	3,54	0,11	4,06	0,34	4,33	0,07	4,35	0,10
Mg	[mval/l]	1,35	0,05	1,34	0,03	1,43	0,05	1,31	0,06	1,48	0,20
Blutzucker	[mg%]	196	13	575	62	270	32	338	145	347	42
freie Fettsäur.	[mval/l]	1,99	0,23	1,71	0,34	2,47	0,28	2,18	0,41	1,87	0,18

Druckanstiegsgeschwindigkeit (dp/dt max) exakt zu messen, können
wir noch keine zuverlässigen Aussagen über perfusionsabhängige
oder hämodilutionsbedingte Veränderungen dieser Parameter machen.
Aufgrund der ersten orientierenden Messungen scheint sowohl die
Blutperfusion, als auch die Hämodilutionsperfusion keinen wesentlichen Einfluß auf diese Parameter zu besitzen.

VII. Diskussion der Ergebnisse

Seit der ersten erfolgreichen Herz-Operation mit der Herz-Lungen-Maschine (70), bei der die Maschine noch mit einer großen Menge gruppengleichen, heparinisierten Spenderblutes gefüllt werden mußte, bis zu der ersten Maschinen-Operation mit Hilfe der Eigenblutverdünnung ohne jegliche Anwendung von Fremdblut (147) sind nur wenige Jahre vergangen. Die durch die Eigenblutverdünnungs- bzw. Hämodilutionsperfusion gewonnenen Vorteile, wie die Verminderung oder Vermeidung der Gefahren der massiven homologen Bluttransfusion, die Ermöglichung von Noteingriffen und von Herz-Operationen bei Zeugen Jehovah's mit Hilfe der HLM, werden durch andere Nachteile erkauft: Stoffwechselveränderungen, wie verstärkte Ausbildung einer metabolischen Acidose, Verschiebungen der Elektrolytkonzentrationen und Veränderungen im Glucose-Insulin-System, die unter anderem schwere Störungen des Erregungs- und Kontraktionsablaufes des Herzens verursachen können. Von besonderer Bedeutung sind in diesem Zusammenhang Kalium-Mangelzustände und Störungen im Calciumhaushalt. Zwangsläufig kommt es zu einer hämodilutionsbedingten Herabsetzung der Sauerstoffkapazität des Blutes und damit zu einer möglichen Gewebshypoxie während und nach Beendigung des Bypasses. Die eventuell nach dem Bypass auftretenden Störungen der Herzfunktion, wie Rhythmusstörungen oder das "low-output-Syndrom", können durch ein unzureichendes O_2-Angebot noch verstärkt werden. Durch Auswahl einer geeigneten Perfusionslösung und entsprechende prophylaktische bzw. therapeutische Maßnahmen ist es jedoch heute möglich, Hämodilutionsperfusionen bis zu einem gewissen Grade ohne zusätzliche Gefahren durchzuführen. Der Hämoglobingehalt des Blutes sollte aber nicht weiter als bis auf etwa 50 % der Norm herabgesetzt werden, damit eine ausreichende Sauerstoffversorgung des Organismus gesichert bleibt; sonst wird die Gefahr einer irreversiblen hypoxischen Schädigung von Gehirn und Myokard zu groß. Die ideale Perfusionslösung sollte während und nach dem Bypass möglichst geringe Elektrolytverschiebungen verursachen, einen ausgeglichenen Säure-Basen-Haushalt gewährleisten und auch keine anderen schwerwiegenden Stoffwechselveränderungen hervorrufen. Die sehr zahlreichen experimentell und auch klinisch erprobten und zum Teil routinemäßig angewandten Blutersatzlösungen erfüllen bisher diese Forderungen nur beschränkt. Es fällt schwer zu entscheiden, welche der zur Zeit angewandten Perfusionslösungen am besten ist. In der Klinik bewährt haben sich 5%-Glucose-Lösung und Elektrolytlösungen, wie z.B. Ringer-Lösung oder Ringer-Lactat, wie aus der Zusammenstellung von 10 amerikanischen Herzzentren in Tabelle 12 und von 7 deutschen Herzzentren in Tabelle 13 hervorgeht. Die Forderung an eine ideale Perfusionslösung scheint am ehesten Ringer-Lactat-Lösung mit 5 % Glucose zu erfüllen. Dafür lassen sich folgende Gründe anführen:

Tabelle 12. Maschinenfüllungen von 10 anglo-amerikanischen Herzzentren, Stand Januar 1969 (nach TREDE (132))

Chirurg	Oxygenator	Maschinenfüllung	Zusätze
BAHNSON	Screen (Bubble)	konv. ACD-Blut + 1/3 Ringer-Lactat	THAM
BARNARD	Bubble	konv. ACD-Blut + 1/3 Ringer-Lactat	Na-Bicarb., Kalium, Antibiotica
COOLEY	Bubble	5 % Dextrose	-
GERBODE	Disc (Membran)	2 konv. ACD-Blut + 3 Hep.-Blut + 1 Ringer	-
KITTLE	Disc, Bubble	konv. ACD-Blut + 2/3 Ringer-Lactat	THAM, Kalium
MULLER	Bubble	Ringer-Lactat	Na-Biarb., Mannit
McGOON	Screen (Bubble)	konv. ACD-Blut + 1/3 5 % Dextrose in 0,45 % NaCl	THAM, Kalium
MORROW	Disc	konv. ACD-Blut + 1/3 Ringer-Lactat	THAM
ROSS	Bubble	Ringer-Lactat	-
STARR	Disc, Bubble	konv. ACD-Blut, 5 % Dextrose	Mannit, Ascorbin-Säure

1. Die Elektrolytkonzentration dieser Lösung entspricht weitgehend den physiologischen Verhältnissen, so daß stärkere Elektrolytverschiebungen während des Bypasses nicht zu befürchten sind. Die Zusammensetzung der Perfusionslösung zeigt Tabelle 14.

2. Die durch die Hämodilution herabgesetzte Pufferkapazität des Blutes (178) wird durch den Lactatgehalt der Perfusionslösung zum Teil ausgeglichen (140); dadurch werden Verschiebungen des Säure-Basen-Status während des Bypasses und danach reduziert.

3. Der Zusatz von 5-prozentiger Glucose zur isoosmolaren Ringer-Lactat-Lösung ergibt ein hyperosmolares Perfusat (Tabelle 14), das bereits gegen Ende des Bypasses und während der ersten Stunde danach zu einer verstärkten osmotischen Diurese führt (42) und somit den Anstieg des Hämoglobins und der O_2-Kapazität des Blutes nach Bypassende beschleunigt.

4. Die Hämodilution führt - unabhängig von der Art der Perfusionslösung - zu einer Erniedrigung der Blutviscosität (47, 162, 163, 191, 209) und damit zu einer Verbesserung der Bedingungen für die Mikrozirkulation im Gewebe, so daß hypoxische Schädigungen des Organismus durch unzureichende Capillardurchblutung während des Bypasses weniger zu erwarten sind. Selbstverständlich sollte auch während der Hämodilutionsperfusion das O_2-Angebot an den

Tabelle 13. Maschinenfüllung von 7 deutschen Herzzentren, Stand Oktober 1972 (nach persönlichen Mitteilungen)

Herzzentrum	Oxygenator	Maschinenfüllung	Zusätze
BERLIN	Bubble (Travenol)	Elektrolytlösung eigener Herstellung (physiol.Elektrolytkonzentration)	Na-Bicarb., Kalium
DÜSSELDORF	Bubble (Rygg-Kyvsgaard)	5 % Glucose	pro 500 ml Glucose: 10 ml NaCl 10 %, 0,3 ml Liquemin,
	Mayo-Gibbon-HLM	Heparin-Blut + 5 % Glucose (Verdünnung: 35 ml/kg)	2,5 ml KCl 7,45 %, 10 ml NaHCO$_3$ 6 %
ERLANGEN	Bubble (Travenol, bei Kindern Rygg-Kyvsgaard)	5 % Glucose (30 % Hämodilution)	3 mval/kg NaHCO$_3$ 1,5 mval/kg KCl
HEIDELBERG	Bubble (Temptrol)	Blut + 2/3 5 % Glucose in 0,2 % NaCl	Gamma-Venin, NaHCO$_3$ 8,4 %, 25 mg Heparin pro 500 ml Glucose
KIEL	Bubble (Temptrol)	unter 20 kg: konv.ACD-Blut, über 20 kg: konv.ACD-Blut + 25 ml/kg 5 % Glucose	pro 500 ml Blut: 2,5 ml NaHCO$_3$, 10,5 ml Human-Albumin pro 500 ml Glucose: 0,4 ml Liquemin, 2,5 ml Kalium
TÜBINGEN	Bubble (Rygg-Kyvsgaard)	konv.ACD.-Blut + 20-30 ml/kg Ringer-Lactat	NaHCO$_3$, KCl
GÖTTINGEN	Bubble (Rygg-Kyvsgaard)	Heparin-Blut + 30 ml/kg Ringer-Lactat mit 5 % Glucose	NaHCO$_3$, KCl

Organismus so groß wie möglich sein. Eine gute Effektivität des Oxygenators, eine nicht zu stark herabgesetzte Sauerstoffkapazität des Perfusates, gute Bedingungen für die Mikrozirkulation und eine möglichst hohe Perfusionsrate sind dafür von entscheidender Bedeutung (28). Eine Verbesserung der Mikrozirkulation mit einer Herabsetzung des peripheren Widerstandes läßt sich anscheinend auch durch Pharmaka erreichen; günstige Effekte werden u.a. von $\propto$-Receptoren-Blockern und von Novocain berichtet.

Eine sinnvolle Kombination all dieser genannten Maßnahmen läßt auch bei Hämodilution bis zu 50 % die ersten 30 - 50 min nach Bypass-Ende, die von BAN (5) als besonders kritisch bezeichnet werden, relativ komplikationslos vorübergehen. Das Perfusionsvolumen sollte bei einem Hämatokrit von 19 - 23 % mindestens 2,4 l/min·m^2 betragen (5), dieser Wert wurde bei unseren Perfusionen niemals unterschritten.

Tabelle 14. Zusammensetzung der Perfusionslösung nach Angaben des Herstellers
(Fa. Braun-Melsungen)

Zusammensetzung:		
Natriumchlorid		6,00 g
Kaliumchlorid		0,30 g
Calciumchlorid DAB 7		0,20 g
Magnesiumchlorid · 6 H_2O		0,20 g
Natriumlactat		3,10 g
Glucose-Monohydrat		55,00 g
Aqua pro injectione ad		1000 ml
Elektrolyte:	mval/l	mg/100 ml
Na^+	130	299,6
K^+	4	15,7
Ca^{++}	2,7	5,4
Mg^{++}	2	2,4
Cl^-	111	394,9
$Lactat^-$	27,7	246,4
Gesamt-Kationen		138,7 mval/L
Gesamt-Anionen		138,7 mval/L
Glucose		306,0 mmol/L
		583,4 mosmol

Die weitere Besprechung unserer Resultate erfolgt getrennt nach
den einzelnen Patientengruppen und den jeweils im Vordergrund
stehenden Untersuchungsmethoden.

A. Untersuchung der Elektrolyte und des Säure-Basen-Haushaltes im
arteriellen Blut

Im Folgenden werden die erhobenen Befunde entsprechend dem operativen und postoperativen Verlauf diskutiert.

Von Operationsbeginn bis kurz vor Bypassbeginn lagen außer pCO_2,
Standardbicarbonat und BE alle anderen gemessenen Werte - einschließlich des aktuellen pH - im Normbereich. Da die Patienten
nach Narkoseeinleitung im allgemeinen hyperventiliert wurden,
wie der erniedrigte pCO_2 zeigt, war die leichte metabolische Acidose weitgehend kompensiert. Der bereits kurz vor Bypassbeginn
deutlich erniedrigte Kalium-Spiegel könnte z.T. durch die Hyper-
ventilaton bedingt sein, da die Hyperventilation zu einem H^+-Ionen-
Verlust der Zellen bei gleichzeitigem Austausch gegen K^+-Ionen führt
(49). Ein sekundärer Aldosteronismus (71, 81, 204) spielt in den relativ kurzen Zeiträumen voraussichtlich keine Rolle. Hypothermie als
Ursache der Hypokaliämie in dieser Phase der Operation ist auszuschlies-
sen, da die Temperatur überwacht und auf 36° C gehalten wurde.

Gleichartige Befunde - im Hinblick auf Acidose und arterielle
Kalium-Konzentrationen von Operations- bis Bypassbeginn - haben
auch BAN (5), TAGUCHI (194), JUST (84) und MÜLLER (131) mitgeteilt.

Nach Perfusionsbeginn kam es entsprechend der Hämodilution zu
dem erwarteten Hämoglobin- und Hämatokrit-Abfall mit entsprechen-
der Erniedrigung der Gesamt-Eiweiß-Konzentration. Ähnliche Befunde
werden von allen Autoren, die die Hämodilutionsperfusion durch-
führen berichtet (34 - 37, 46 - 49, 64, 74, 99, 101 - 105, 110,
119, 131, 134, 136 - 139, 147, 152, 165, 180, 189, 190, 194, 201 -
204, 211, 212). Die niedrigsten in diesem Zeitraum gemessenen
Hämatokrit-Werte lagen bei uns zwischen 14 % und 18 %, sie wurden
trotz normothermer Perfusion komplikationslos vertragen.

Während des Bypasses bestanden ganz ähnliche Säure-Basen-Verhält-
nisse wie in der Zeit bis Bypassbeginn; die Ursachen der fortbe-
stehenden metabolischen Acidose waren aber teilweise anderer Art:
Einerseits wurde durch die Hämodilution die Pufferkapazität des
Blutes reduziert (178), andererseits erfolgte durch Minderdurch-
blutung einer unteren Extremität, deren Arterie distal der arteriellen Zuflußkanüle abgeklemmt war, eine vermehrte Milchsäure-
bildung (164). Weiterhin wurde nach Beendigung des anoxischen
Herzstillstandes noch Milchsäure über den Coronarsinus in die
Blutbahn eingeschwemmt (164). Eine allgemeine hypoxische Acidose,
sie sie von BAN (5), BRÜCKNER (28), CLOWES (31), DIETER (49),
NAJAFI (134), NEVILLE (141) und TREDE (202) diskutiert wird, kann
aufgrund der von uns gemessenen hohen O_2-Sättigung des venösen
Mischblutes von im Mittel 74 %, die einem O_2-Partialdruck von
40 - 50 mmHg entspricht, ausgeschlossen werden (202). Aber auch
während des Bypasses war die metabolische Acidose, wie Tabelle 7
zeigt, respiratorisch kompensiert; die Durchströmung des
Perfusates mit 4 - 7 l O_2 kann einer Hyperventilation gleichge-
setzt werden und führt zu einer respiratorischen Alkalose (152).

Die weiter erniedrigte Kalium-Konzentration bei Bypassbeginn und
im weiteren Operationsverlauf kann zum Teil ebenfalls durch einen
Austausch von K^+-Ionen und H^+-Ionen zwischen Intra- und Extracellulärraum erklärt werden. Außerdem mag eine vermehrte renale
Ausscheidung von Kalium beteiligt sein. Eine nicht unerhebliche
Rolle für die Verminderung der arteriellen Kalium-Konzentration
könnte zusätzlich der extrem erhöhte Glucose-Spiegel nach Einsetzen der Perfusion spielen (s. Patientengruppe 3), der ebenfalls zu einem Einstrom von Kalium aus dem Extracellulärraum in
den Intracellulärraum führt (48, 120, 187, 188, 202). Deshalb
ist sowohl im intra- als auch im postoperativen Verlauf - vor
allem bei Langzeitperfusionen - eine prophylaktische Kaliumzu-
fuhr angebracht (5, 49, 84, 131, 179, 192). Von BAN (5) wurde
ein gehäuftes Auftreten des "low output Syndroms" nach relativ
einfachen Operationen mit Perfusion in verstärkter Hämodilution
(ASD, VSD) beschrieben, als deren Hauptursache Elektrolytverschiebungen, insbesondere von Kalium angesehen werden.

Ein bedeutsamer Befund ist der Abfall der Calcium-Konzentrationen
im Serum nach Perfusionsbeginn auf Werte um 3,3 mval/l (p < 0,0005)
bei der ersten Patientengruppe und auf 3,51 mval/l (p < 0,025)
bei der zweiten Patientengruppe. Der Grund hierfür ist der sehr
niedrige Calcium-Gehalt der Perfusionslösung (Tabelle 14).
Gleichartige Befunde wurden auch von TREDE (202) und DAS (43)
mitgeteilt. Trotz des signifikanten Abfalles des Gesamt-Calciums
änderte sich die Konzentration des ionisierten Calciums nur unwesentlich (Abb. 12). Die Zufuhr von ionisiertem Calcium mit der

52

Perfusionslösung hat danach die Verdünnung des Gesamt-Calčiums
im Blut hinsichtlich der ionisierten Fraktion nahezu ausgeglichen (43). Vor Abgang von der Maschine, noch im partiellen Bypass, sollte durch Calcium-Zufuhr die Inotropie des Myokards ver-
bessert werden, damit die kritische Phase der Operation, der
Übergang von der extracorporalen Zirkulation auf die Pumpfunktion
des Herzens, möglichst gut überbrückt wird.

Nach Bypass-Ende wurde durch langsame Reinfusion der Maschinenfüllung mit einem Hämatokrit von ca. 20 % das extracorporale
Eigenblut reinfundiert und gleichzeitig damit die schon vor Bypass-Ende begonnene osmotische Diurse verstärkt. Bis zum Operations-Ende erfolgte ein relativ rascher Anstieg von Hämoglobin,
Hämatokrit und Gesamt-Eiweiß auf annähernd normale Werte. Gleichartige Befunde werden von allen Autoren, die eine Hämodilutionsperfusion anwenden, mitgeteilt. Der Anstieg der Calcium-Konzentration von Bypass- bis Operations-Ende beruht ebenfalls auf der
starken osmotischen Diurese.

Im Säure-Basen-Haushalt manifestiert sich nach Beendigung des
Bypasses mit einem pH-Abfall auf 7,343 (p $<$ 0,015) und einer Zunahme des Basenüberschusses auf -6,4 mval/l (p $<$ 0,01) eine etwas
stärkere metabolische Acidose, die wahrscheinlich durch eine zu-
nehmende renale Ausscheidung von Bicarbonat verursacht ist. Andere Ursachen, wie inadäquate Perfusion, unvollkommene Oxygenierung
und eine unzureichende O_2-Kapazität des Blutes können wir
ausschließen, da während des Bypasses durchgehend eine hohe O_2-
Sättigung des venösen Mischblutes von 74 % vorhanden war.

Im Verlauf der ersten postoperativen Stunden wurde der negative
Basenüberschuß entsprechend der Näherungsformel von MELLEMGAARD
und ASTRUP (4) $NaHCO_3$ (mval/l) = Basendefizit (mval/l) · 0,3 ·
Körpergewicht (kg) mit Natrium-Bicarbonat ausgeglichen.

Der erneute leichte Hb- und Ht-Abfall während der postoperativen
Phase ist durch die perfusionsbedingte Traumatisierung der Ery-
throcyten (Rollerpumpe, Oxygenator, Koronarsauger) und der teilweise daraus resultierenden sehr kurzen Lebensdauer bzw. Hämo-
lyse bedingt und nicht durch einen stärkeren postoperativen Blut-
verlust, denn ein erneuter Abfall der Gesamt-Eiweiß-Konzentrationen war nicht nachweisbar. Die Normalisierung der Kalium-Werte
war therapiebedingt. Der erneute Abfall der Calcium-Konzentrationen könnte sowohl durch einen Einbau des Calciums in den Kno-
chen als auch durch vermehrte Ausscheidung im Harn verursacht
sein, wie bereits in einer anderen Untersuchungsreihe, bei der
eine mäßige Hämodilution Anwendung fand, vermutet wurde (151).

Die Konzentrationen von Natrium und Magnesium lagen während des
gesamten Untersuchungszeitraumes im Normbereich, im Gegensatz zu
den Mitteilungen von BAN (5) und MÜLLER (131), die während des
Bypasses und danach eine Hyponatriämie beobachteten, und von
NEVILLE (141) und SCHEINMAN (176, 177), die eine hämodilutionsbedingte Hypomagnesiämie beschrieben. Die in einer früheren Untersuchungsreihe von uns (151), in Übereinstimmung mit den Befunden von NEVILLE und SCHEINMAN, stets auftretenden Hypomagnesi-
ämien hatten uns veranlaßt, die Magnesium-Konzentration der Perfusionslösung zu erhöhen.

B. Untersuchung der Konzentrationen von Glucose, Insulin und freien Fettsäuren im arteriellen Blut

Der hohe Anstieg der Blutzuckerkonzentrationen nach Perfusionsbeginn auf Werte, wie sie sonst nur im schweren diabetischen Koma gefunden werden, ist eine selbstverständliche Folge der verwendeten Maschinenfüllung. Entsprechende Befunde wurden bereits 1962 von COOLEY (35) mitgeteilt und später von anderen Autoren, die mit glucosehaltigen Lösungen perfundierten, bestätigt (97, 112, 120, 127, 128, 129, 152, 187, 188). Entgegen den Erfahrungen bei der Durchführung eines Glucosetoleranztestes kam es trotz dieses extrem erhöhten Blutzuckerspiegels während des Bypasses und darüber hinaus bis zum Operations-Ende nicht zum Insulin-Anstieg im Blut. Für die Hemmung der Insulinausschüttung trotz des maximalen Glucosereizes müssen verschiedene Faktoren diskutiert werden:

1. Die durch den Operationsstreß und durch den kardiopulmonalen Bypass vermehrt freigesetzten Catecholamine (40), die zu einer Hemmung der glucosestimulierten Insulinsekretion (122, 127 - 129, 187) führen. Ein Hinweis auf eine verstärkte Catecholaminfreisetzung ist in der erheblich erhöhten Konzentration der freien Fettsäuren (FFS) zu sehen.

2. Eine Unterperfusion des Pankreas (188) wird als weiterer Faktor für die Hemmung der Insulinausschüttung diskutiert.

3. Eine weitere Ursache könnte in der Hypocalcämie (187) bestehen. Allerdings fanden wir eine nahezu normale Konzentration an ionisiertem Calcium.

4. Eine narkosebedingte Verminderung der Insulinausschüttung sollte ebenfalls nicht ausgeschlossen werden (187).

5. Schließlich wäre auch daran zu denken, daß entsprechend tierexperimentellen und in-vitro-Untersuchungen eine zu hohe Glucosekonzentration zu einer Hemmung der Insulinsekretion führen könnte (199).

Der Rückgang des Blutglucosespiegels während des Bypasses und während des weiteren postoperativen Verlaufes beruht zum größten Teil auf der durch Überschreiten der Nierenschwelle (112, 188) verursachten Glucosurie: Die Glucose-Ausscheidung unserer Patienten betrug von Operationsbeginn bis Operationsende 34 ± 4 g. Weitere 17 ± 3 g Glucose wurden in den ersten 6 postoperativen Stunden ausgeschieden. Die bis dahin ausgeschiedene Menge entspricht etwa 60 % der mit dem Perfusat zugeführten Glucose. Zu diesem Zeitpunkt - 6 Stunden nach Operations-Ende - lag der Blutzuckerspiegel noch bei 175 mg%.

Erst bei Operationsende - bei einem mittleren Blutzuckerspiegel von 427 mg% - erfolgte ein Anstieg der Insulinkonzentration bei gleichzeitigem Abfall der FFS. Anschließend war eine schnellere Abnahme der Blutzuckerkonzentration zu beobachten. Schon vor dem Anstieg des Insulins hatte sich der Calcium-Spiegel normalisiert, ein Befund, der mit der Theorie einer zusätzlichen Insulin-Sekretionshemmung infolge Hypocalcämie vereinbar ist. Der bei der ersten Patientengruppe beobachtete signifikante Abfall der Konzentration von Kalium zur Zeit des Insulin-Anstieges durch intra-

celluläre Einlagerung und vermehrte renale Ausscheidung, der auch
von zahlreichen anderen Autoren beschrieben wird (48, 117, 120,
127 - 129, 188), war bei den Patienten der dritten Untersuchungsgruppe, bei denen intra- und auch postoperativ Kalium in Form
von KCl ausreichend substituiert wurde, weniger ausgeprägt.

Erst 24 Stunden nach Abschluß der Operation hatten sich Glucose-
und Insulin-Konzentrationen normalisiert. Die bis zu diesem Zeitpunkt noch auf das zwei- bis vierfache des Normalwertes erhöhte
Konzentration der FFS ist sehr auffallend. Ein ähnlicher Befund
wurde auch von MOFFITT (127 - 129) mitgeteilt, der bis zum 4.
postoperativen Tag einen erhöhten Spiegel der FFS beobachtete.
Die Ursache der lange anhaltenden Erhöhung der Konzentration an
FFS ist leider mit den vorliegenden Befunden nicht zu klären. Ein
erhöhter Fettsäurespiegel, wie er auch in der Frühphase nach einem Herzinfarkt beobachtet wird (157), kann für das Auftreten von
Herzrhythmusstörungen eine nicht unerhebliche Rolle spielen (143,
144, 157).

Die Veränderungen von Glucose, Insulin und freien Fettsäuren während und nach der extracorporalen Zirkulation sind sicher Ausdruck eines sehr komplexen Geschehens, über das heute noch keine
Klarheit zu gewinnen ist.

C. Messung der Coronardurchblutung, des myokardialen Sauerstoffverbrauches, des arteriellen Druckes und des peripheren Widerstandes

Wie schon erwähnt, kann der normale Erregungs- und Kontraktions-
ablauf des Herzens durch primäre und sekundäre hämodilutionsbedingte Veränderungen im Blut beeinflußt werden. Da zwischen dem
myokardialen Sauerstoffverbrauch und verschiedenen hämodynamischen Größen, wie z.B. Herzfrequenz, myokardiale Wandspannung
und Inotropie des Herzens (20, 21, 82, 109, 183, 184), enge Beziehungen bestehen, können Veränderungen des Blutmilieus durch
Beeinflussung dieser Determinanten den O_2-Bedarf beeinflussen.
Eine Einschränkung des Sauerstoffangebotes durch die hämodilutionsbedingte Anämie kann für das kranke, insbesondere für das
coronargeschädigte Herz, eine zusätzliche Gefahr bedeuten.

Schon die vor Perfusionsbeginn gemessenen Ausgangswerte der Coronardurchblutung lagen bei der vierten und fünften Patientengruppe
deutlich (60 % bzw. 100 %) über dem mit gleicher Methodik an 10
herzgesunden Patienten ermittelten Normalwert von 82 ml/min·100 g
(93). Auch der O_2-Verbrauch lag bei unseren Patienten mehr als
30% über dem Wert der Herzgesunden; die coronarvenöse O_2-Sätti-
gung war bei beiden Patientengruppen etwas erhöht. Diese Befunde
können durch mehrere Faktoren verursacht worden sein:

1. Führt der Operationsstreß zu einer erhöhten Catecholaminfreisetzung (40); ein Hinweis auf den erhöhten Catecholaminspiegel
sind die bereits vor Bypass-Beginn deutlich erhöhten Konzentrationen des Blutzuckers und der freien Fettsäuren.

2. Eine direkt narkosebedingte Erhöhung der Coronardurchblutung
konnte in einer anderen Untersuchungsreihe ausgeschlossen werden

(185): Wie schon anfangs erwähnt, lagen unter der vollständigen Neuroleptanalgesie alle untersuchten Herz-Kreislaufparameter, die Coronardurchblutung und der myokardiale O_2-Verbrauch im Bereich der beim gesunden, wachen Patienten gemessenen Werte (93).

3. Es ist zu vermuten, daß für unsere differierenden Ausgangswerte das Lebensalter der Patienten eine Rolle spielt. Bei unseren Patienten handelte es sich mit zwei Ausnahmen um Kinder mit einem Durchschnittsalter von 13 bzw. 8 Jahren mit sicher höherem Grundumsatz, während die eingangs erwähnten Normalwerte bei 10 herzgesunden Erwachsenen ermittelt wurden.

4. Ein Einfluß des Herzfehlers auf die Coronardurchblutung ist unwahrscheinlich, da es sich um leichte congenitale Vitien ohne Hypertrophie handelte.

5. Die leichte metabolische Acidose kann nicht als zusätzlicher coronardurchblutungserhöhender Faktor angesehen werden, da sie durch eine Hypokapnie kompensiert und das aktuelle pH normal war (24, 52).

Die noch nach Beendigung des Bypasses bestehende hämodilutionsbedingte Anämie ist Ursache des leicht vermehrten HZV, der Herzindex liegt in diesem Zeitraum bei + 10 %. Ungleich höher ist jedoch die Zunahme der Coronardurchblutung um + 110 % des Ausgangswertes. Unsere Ergebnisse bestätigen die Befunde zahlreicher Autoren, die bei klinischen und tierexperimentellen Untersuchungen eine anämiebedingte Erhöhung des HZV (22, 29, 14, 125, 133, 167) und des coronaren Durchflusses (10, 14, 22, 29, 125, 133, 155) fanden. Schon 1949 haben BING und Mitarb. (14) durch die Stickoxydulmethode bei 3 Patienten mit einer milden Anämie eine leichte Zunahme der Coronardurchblutung gemessen; sie vermuteten damals, daß eine schwere Anämie sogar einen bedeutend stärkeren Anstieg cer Coronardurchblutung bewirken würde. Bei Untersuchungen herzgesunder Patienten fand auch BERNSMEIER (10) eine Zunahme der coronaren Durchblutungsgröße. Im Tierexperiment konnten 1955 CASE und Mitarb. (29), 1958 BRETSCHNEIDER (22) und MERCKER und Mitarb. (125) und 1967 RACE und Mitarb. (155) durch akut erzeugte Anämien eine Coronardurchblutungserhöhung bis auf 700 ml/min·100 g (22) hervorrufen. Gleichartige Befunde haben 1972 auch MURRAY und Mitarb. (133) berichtet, die bei einem Hämatokrit von 19 % eine Zunahme der Coronardurchblutung um fast 200 % des Ausgangswertes gemessen haben.

Die von uns gemessene Zunahme des myokardialen O_2-Verbrauches unter der Anämie wird ebenfalls durch die Befunde fast aller genannten Autoren bestätigt (10, 22, 29, 133).

Die anämiebedingte Zunahme des HZV und der Coronardurchblutung ist zum Teil durch eine Abnahme des peripheren und des coronaren Widerstandes bedingt, die einerseits auf einer Viscositätsabnahme des Blutes (47, 162, 163, 191, 209) und andererseits auf einer Gefäßdilatation beruht. Für die stärkere Steigerung des coronaren Durchflusses durch maximale Coronardilatation reicht diese Erklärung jedoch nicht aus und es müssen weitere Faktoren diskutiert werden:

1. Ein unzureichendes O_2-Angebot als Ursache der Coronarerweiterung (10, 22, 29, 125) können wir ausschließen, da eine coronar-

venöse Hypoxie nach Beendigung der Hämodilutionsperfusion (mittlere cor.-ven. O_2-Sättigung = 47 %) nicht bestand.

2. Eine coronarvenöse Acidose als Ursache der Coronardilatation (22) war ebenfalls nicht vorhanden (pCO_2 cor.-ven. = 38,4 %, pH = 7,408).

3. Auch die Zunahme des myokardialen O_2-Verbrauches von 12 auf 14 ml/min·100 g ist nicht so stark, um eine Erhöhung der Coronardurchblutung um 110 % des Ausgangswertes zu bewirken. Eine wesentliche Änderung der hämodynamischen Parameter nach Hämodilution ist nicht erfolgt, so daß eine stärkere Zunahme der Herzarbeit als Ursache für den energetischen Mehrbedarf des Myokards wohl ausgeschlossen werden kann. Die leichte Steigerung der Herzfrequenz wurde durch eine Abnahme des Aortendruckes kompensiert, so daß der modifizierte "TTI" unverändert blieb.

Eine vollständige Deutung des Mechanismus der extremen Erhöhung der Coronardurchblutung nach Hämodilutionsperfusion ist aufgrund unserer bisher vorliegenden Befunde noch nicht möglich. Die Befunde anderer Autoren, die im Tierexperiment unter steady-state-Bedingungen oder beim wachen herzgesunden Patienten gewonnen wurden, lassen sich nicht ohne weiteres mit unseren Befunden vergleichen. Da unsere Untersuchungen während der Operation am offenen Thorax durchgeführt wurden, muß vermutet werden, daß einige - bisher noch unbekannte Faktoren - zusätzlich einen Einfluß auf die coronare Hämodynamik und den myokardialen Energiebedarf ausüben.

Die Blutperfusion führt zu keiner Änderung der Coronardurchblutung und des Coronarwiderstandes. Der myokardiale Sauerstoffverbrauch war sogar um 6 % erniedrigt. Die leichte Abnahme des myokardialen Energiebedarfs entspricht der leichten Erniedrigung des modifizierten "TTI". Die Befunde dieser Patientengruppe scheinen zu bestätigen, daß der Eingriff am Herzen keine direkten negativen Folgen auf die coronare Hämodynamik hat.

Der Rückgang des Herz-Zeit-Volumens nach Beendigung der Blutperfusion entspricht weitgehend den Befunden anderer Autoren (2, 18, 91, 113, 161, 167, 171). Ursächlich hierfür dürfte eine Hypovolämie, eine Myokardschwäche (low-output-Syndrom (5)) und der Verschluß des Defektes, der bei einigen Patienten bestand, sein.

Persantin führt, wie erwartet, durch Coronardilatation zu einer deutlichen Zunahme des coronaren Durchflusses bei geringer Abnahme des myokardialen Sauerstoffverbrauches. Die coronarvenöse O_2-Sättigung steigt entsprechend stark an. Die übrigen hämodynamischen Parameter verändern sich nach Gabe von Persantin gleichartig wie nach Hämodilutionsperfusion, der modifizierte "TTI" bleibt im wesentlichen unverändert.

Wie aus tierexperimentellen und klinischen Untersuchungen bekannt ist (156), besteht zwischen der coronaren Durchflußgröße und dem Sauerstoffverbrauch des Myokards unter normalen Verhältnissen eine lineare Beziehung, die in Abb. 20 als eine unterbrochene Gerade eingezeichnet ist. Alle von uns vor Perfusionsbeginn gefundenen Ausgangswerte und auch die nach Beendigung der Blutperfusion gemessenen Werte gruppieren sich mit relativ geringer Streuung nahe rechts von dieser Regressionsgeraden und zeigen einen Korrelationskoeffizienten von r = +0,82. Die nach Beendigung der Hämodilutionsperfusion bzw. nach Persantingabe gewonnenen Werte liegen alle deutlich weiter rechts von der Regressionsgeraden für die Ausgangswerte (ausgezogene Gerade). Für diese nicht so einheitlichen Werte beträgt der Korrelationskoeffizient r = +0,63.

Aufgrund dieser Befunde - insbesondere wegen der normalen oder leicht erhöhten coronarvenösen O_2-Sättigung - kann beim myokardgesunden Patienten mit normaler Coronarreserve bei Operationen am offenen Herzen die Hämodilutionsperfusion bis zu 30 ml/kg ohne Gefahr einer Myokardschädigung angewandt werden. Zurückhaltung sollte jedoch mit dieser Perfusionsmethode bei älteren Patienten mit eingeschränkter Coronarreserve geübt werden. Die Verminderung des arteriellen Sauerstoffgehaltes kann bei diesen Patienten unter Umständen nicht mehr ausreichend durch eine Coronardilatation kompensiert werden, so daß ihr Myokard in ein O_2-Defizit hineinkommt. Diese Patienten können daher durch die Anwendung einer stärkeren Hämodilution akut gefährdet werden. Schon bei der kardiologischen Diagnostik sollte deswegen zusätzlich die Coronarreserve bestimmt werden, um danach zu entscheiden, welche Art der Perfusion angewandt werden kann.

Unsere Befunde bestätigen, daß die Hämodilutionsperfusion bei Beachtung der oben genannten Kontraindikationen für den Gesamtorganismus im wesentlichen ungefährlich ist. Eine weitere Verbesserung der Hämodilutionsperfusion kann jedoch noch erreicht werden, wenn einige Änderungen der Maschinenfüllung vorgenommen werden:

1. Schon von Operationsbeginn an sollte prophylaktisch Kalium zugeführt werden, um den während des Bypasses auftretenden Kaliumkonzentrationsverminderungen zu begegnen, die über eine Störung der neuromuskulären Erregungsübertragung am Herzen schwerwiegende hämodynamische Folgen haben können.

2. Eine Substitution von Calcium sollte schon in der letzten Phase des Bypasses, bzw. noch vor Freigabe der Coronarperfusion eingeleitet und bis zum Anstieg auf die obere Grenze der Norm fortgesetzt werden, damit eine optimale Inotropie des Myokards während dieser Zeit gesichert ist.

3. Wegen der starken Veränderungen von Glucose und Insulin mit ihrem Einfluß auf den Kalium-Haushalt sollte die Glucose in der Maschinenfüllung zum Teil durch insulinunabhängige Substanzen, wie z.B. Laevulose, Mannit oder Sorbit (188), ersetzt werden. Vielleicht ist damit eine frühzeitige Erniedrigung der stark erhöhten freien Fettsäuren mit ihrer Arrythmie-induzierenden Wirkung (143, 144, 157) zu erreichen.

4. Die Osmolalität der Maschinenfüllung - sie ist in unserem Perfusat fast doppelt so hoch wie der Normalwert - sollte reduziert werden; jedoch sollte sie nicht bis auf physiologische Werte gesenkt werden, damit die osmotische Diurese nach Bypassende gewährleistet bleibt.

Die Einführung der Hämodilutionsperfusion durch PANICO und
NEPTUNE im Jahre 1959 (<u>147</u>) war ein großer Fortschritt für die
offene Herzchirurgie. Sogar der völlige Verzicht auf Blut bei
der Füllung der Herz-Lungen-Maschine wurde nicht nur gut vertragen, sondern brachte auch viele Vorteile gegenüber Perfusionen mit homologem Fremdblut. Als Perfusat haben sich Plasmaexpander, Glucose-Lösungen und Elektrolyt- bzw. Ringer- oder Ringer-
lactat-Lösungen gut bewährt. Seit Oktober 1969 werden an unserer
Klinik Hämodilutionsperfusionen unter Verwendung von Ringerlactat-
Lösung mit 5 % Glucose (Braun-Melsungen) durchgeführt, ohne daß
hierdurch bedingte ernstere Komplikationen beobachtet werden
konnten.

Ziel der vorliegenden Arbeit war es, Veränderungen des Elektro-
lyt- und Säure-Basen-Haushaltes und des Glucose-Insulin-Stoff-
wechsels bei Anwendung derartiger Perfusionen zu untersuchen.
Von besonderem Interesse erschienen uns jedoch Untersuchungen
des Einflusses der Hämodilutionsperfusion auf die Coronardurchblutung, den myokardialen Sauerstoffverbrauch und die Hämodynamik
des großen Kreislaufes und ein Vergleich dieser mit Untersuchungen bei der Durchführung reiner Blutperfusionen, da bisher in der
Literatur Befunde speziell zu dieser Fragestellung noch nicht
vorliegen.

In einer ersten Untersuchungsgruppe haben wir bei 10 Patienten,
deren angeborener acyanotischer Herzfehler unter Anwendung der
Eigenblutverdünnungsperfusion korrigiert wurde und die bis zur
Entlassung kein Fremdblut erhielten, die Serumelektrolytkonzen-
trationen und die Werte des Säure-Basen-Haushaltes von Operationsbeginn bis zum dritten postoperativen Tag bestimmt.

Als Folge der Hämodilution zeigte sich nach Bypass-Beginn ein
deutlicher Abfall der Hämoglobin-Konzentrationen (Hb), der Hämatokrit-Werte (Ht) und der Konzentrationen des Gesamt-Eiweiß
(Ges.E.). Nach vorübergendem Anstieg von Hb, Ht und Ges.E. bis
zum Operations-Ende fielen Hb und Ht, bedingt durch die Blut-
traumatisierung während des Bypasses, erneut in der postoperativen Phase leicht ab, während die Konzentrationen von Ges.E.
sich weiter normalisierten. Die Natrium-, Magnesium- und Chlorid-
Spiegel blieben während des gesamten Untersuchungszeitraumes im
Normbereich. Der Abfall der Kalium-Konzentrationen nach Bypass-
Beginn auf deutlich unternormale Werte war durch die starke Hyper-
glykämie und durch intra- und extracelluläre Verschiebung von
K^+-Ionen und H^+-Ionen mit vermehrter renaler Ausscheidung von
K^+-Ionen bedingt. Am auffälligsten war der starke Abfall der Cal-
cium-Konzentrationen während des Bypasses. Dieser Befund ist je-
doch insofern als günstig anzusehen, als der myokardiale Sauer-

stoffverbrauch Ca^{++}-Ionen-abhängig ist und das Myokard so vor
einer möglichen Sauerstoffschuld während der Unterbrechung der
Coronarperfusion geschützt werden kann. Bei 8 weiteren Patienten
(Gruppe 2) haben wir zusätzlich die Konzentrationen des ionisierten Calciums gemessen und konnten zeigen, daß der Abfall des
Calcium-Spiegels vorwiegend durch Abnahme des an Proteine gebun-
denen Anteils, durch die hämodilutionsbedingte Erniedrigung des
Gesamt-Eiweiß, erfolgte und nur zum geringeren Teil durch Abnahme
des ionosierten Calciums.

Bei Operationsbeginn und während des Bypasses bestand eine leichte
metabolische Acidose, die respiratorisch weitgehend kompensiert
war. Erst nach Bypass-Ende kam es zu einer Erniedrigung des aktuellen pH, jedoch trat im weiteren postoperativen Verlauf durch
therapeutische Maßnahmen eine Normalisierung der Säure-Basen-
Verhältnisse ein.

Eine normale arterielle Sauerstoffsättigung während des gesamten
Untersuchungsablaufes und eine hohe venöse Sauerstoffsättigung
während des Bypasses bestätigen, daß trotz der Hämodilution immer
eine ausreichende Gewebeperfusion vorhanden war.

In einer dritten Gruppe von 12 Patienten, bei denen zur Korrektur
eines angeborenen oder erworbenen Herzfehlers eine Hämodilutionsperfusion mit einer Verdünnung von ca. 30 ml/kg durchgeführt wurde,
haben wir Bestimmungen der Konzentrationen von Glucose, Insulin
und freien Fettsäuren vorgenommen.

Bei diesen Patienten kam es ebenfalls zur Hämoglobinerniedrigung
als Folge der Hämodilution. Die extreme Blutzuckererhöhung bei
Bypass-Beginn war zu erwarten. Die schon von Operationsbeginn an
erhöhten freien Fettsäuren (FFS) sind ein auffälliger Befund. Ein
Insulin-Anstieg war trotz dieser Blutzucker-Erhöhung nicht erfolgt, da der Operationsstreß und die extracorporale Zirkulation
eine starke Catecholaminfreisetzung bewirkten (40) und hierdurch
die Insulin-Sekretion gehemmt wurde. Einen Hinweis auf die erhöhten Catecholamine geben die stark erhöhten FFS. Zusätzliche Faktoren für die Insulinsekretionshemmung sind möglicherweise eine
Hypocalcämie während des Bypasses (187) und die maximale Glucose-
Konzentration (199). Erst bei Operations-Ende erfolgte ein Insulin-Anstieg bei gleichzeitigem Abfall der FFS, nachdem schon vor-
her eine Normalisierung des Calcium-Spiegels eingetreten war.
Einen Abfall der Kalium-Konzentrationen konnten wir bei diesen
Patienten nicht nachweisen, da schon vor und auch während des Bypasses ausreichend KCl substituiert wurde. Die Säure-Basen-Ver-
hältnisse und die Werte der übrigen Elektrolyte zeigten gleiche
Veränderungen wie bei der ersten Patientengruppe.

Den Einfluß einer Hämodilutions- bzw. einer Blutperfusion auf
die Coronardurchblutung, den myokardialen O_2-Verbrauch und auf
hämodynamische Parameter haben wir an zwei vergleichbaren Patientengruppen mit leichten congenitalen, acyanotischen Herzfehlern
ohne Hinweis auf einen Myokardschaden untersucht. Die vierte Patientengruppe (Hämodilutionsperfusion) setzte sich aus 13 Patienten mit einem Durchschnittsalter von 13 Jahren zusammen, die
fünfte Gruppe (Blutperfusion) betraf 10 Patienten mit einem Durchschnittsalter von 8 Jahren.

60

Die Messung der Coronardurchblutung erfolgte mit der Argon-
Fremdgasmethode (26, 156, 196).

Bei einem hämodilutionsbedingten Hämoglobinabfall von 4,6 g% erfolgte bei der vierten Patientengruppe ein Anstieg des Herzindex
um 8 % und eine Zunahme der Coronardurchblutung um über 100 % des
Ausgangswertes mit gleichzeitiger Abnahme des coronaren Widerstandes durch Coronardilatation und Viscositätsabnahme des Blutes.
Trotz eines Anstiegs der coronarvenösen O_2-Sättigung und einer
deutlichen Abnahme der AVD-O_2 war der myokardiale Sauerstoffverbrauch erhöht. Im Gegensatz hierzu zeigten die Patienten der
Blutperfusionsgruppe (Gruppe 5) keine Änderung der Coronardurchblutung, des coronaren Widerstandes, jedoch eine Abnahme des myokardialen Sauerstoffverbrauchs. Der Herzindex fiel bei diesen
Patienten um ca. 16 %.

Persantin führte bei dieser Patientengruppe zu gleichartigen Veränderungen der Coronardurchblutung, wie die Hämodilutionsperfusion bei der vierten Patientengruppe.

Zusammenfassend läßt sich aus den vorliegenden Befunden unserer
Untersuchungen schließen, daß die von uns angewandte Art der
Perfusion, auch als Hochverdünnungsperfusion bis zu 50 ml/kg,
wegen der geringen Verschiebungen im Elektrolytstoffwechsel und
im Säure-Basen-Haushalt unbedenklich angewandt werden kann, wenn
einige Änderungen der Maschinenfüllung vorgenommen und gewisse
Kontraindikationen bei coronargeschädigten Patienten beachtet
werden.

X. LITERATUR

1. ADASHEK, E.P., ADASHEK, W.H.: Blood transfusion hepatitis in open heart surgery. Arch. Surg. <u>87</u>, 792 (1963).
2. ASKNES, E.G., CAPPELEN, C., HALL, K.V.: Cardiac output and regional (femoral) bloodflow in the early postop. period after heart surgery. Acta chir.scand., Suppl. <u>357</u>, 299 (1966).
3. ASTRUP, P.: A new approach to acid-base metabolism. Clin.Chem <u>7</u>, 1 (1961).
4. ASTRUP, P., JØRGENSEN, K., SIGGAARD-ANDERSEN, O., ENGEL, K.: The acid-base metabolism. A new approach. Lancet 1960 I. 1035-1039.
5. BAN, T., TATSUTA, N., ASAI, A., MIKI, S., MAHO, R., SATO, M.: Klinische Studien des extracorporalen Kreislaufs mit verstärkter Hämodilution.- Über die Sauerstoffausnutzung unter besonderer Berücksichtigung der optimalen Flußrate. Thoraxchirurgie (im Druck).
6. BAN, T., TATSUTA, N., KAWAI, J., NOGUCHI, K., TATEMICHI, K.: Klinische Studien des extracorporalen Kreislaufs mit verstärkter Hämodilution. I. Mitteilung: Über Elektrolytveränderungen. Thoraxchirurgie <u>18</u>, 253 (1970).
7. BEALL, A.C., COOLEY, D.A., DeBAKEY, M.E.: Surgical management of pulmonary embolism. Dis. Chest <u>47</u>, 382 (1965).
8. BEALL, A.C., COOLEY, D.A., MORRIS, G.C., MOYER, G.H.: Effect of total cardiac bypass on renal hemodynamics and water and electrolyte excretion in man. Ann. Surg. <u>146</u>, 190 (1957).
9. BEALL, A.C., YOW, E.M., BLOODWELL, R.D., HALLMAN, G.L., COOLEY, D.A.: Open heart surgery without blood transfusion. Arch. Surg. <u>94</u>, 567 (1967).
10. BERNSMEIER, A.: Neue Ergebnisse über den Coronarkreislauf des Menschen. Verh. dtsch. Ges. inn. Med. <u>69</u>, 536 (1963).
11. BIGELOW, W.G., CALLAGHAN, J.C., HOPPS. J.A.: General hypothermia for experimental intracardiac surgery. Ann. Surg. <u>132</u>, 531/849 (1950).
12. BIGELOW, W.G., MUSTARD, W.T., EVANS, J.G.: Some physiologic concepts of hypothermia and their applications to cardiac surgery. J. thorac. Surg. <u>28</u>, 463 (1954).
13. BINET, J.P., LANGLOIS, J., LEMOINE, G., MATHEY, J., GALEY, J.J., IMBERT, E.: La circulation extra-corporelle d'urgence. Presse méd. <u>71</u>, 1316 (1963).
14. BING, R.J., HAMMOND, M.M., HANDELSMAN, J.C., POWERS, S.R., SPENCER, F.C., ECKENHOFF, J.E., GOODALE, W.T., HAFKENSCHIEL, J.H., KETY, S.S.: The measurement of coronary blood flow, oxygen consumption, and efficiency of the left ventricle in man. Amer. Heart J. <u>38</u>, 1 (1949).
15. BJÖRK, V.O.: An artificial heart or cardiopulmonary machine. Performance in animals. Lancet <u>1948 I</u>, 491.
16. BJÖRK, V.O.: The capacity of the spinning disc oxygenator. Acta chir. scand. <u>119</u>, 332 (1960).
17. BOEREMA, I., WILDSCHUT, A., SCHMIDT, W.J.H., BROEKHUYSEN, L.: Experimental researches into hypothermia as an aid in the surgery of the heart. Arch. Chir. Neerl. <u>3</u>, 25 (1951).
18. BOYD, A.D., TREMELAY, R.E., SPENCER, F.C., BAHNSON, H.T.: Estimation of cardiac output soon after intracardiac surgery with cardiopulmonary bypass. Ann. Surg. <u>150</u>, 613 (1959).

19. BRAMSON, M.I., OSBORN, J.J., MAIN, F.B., O'BRIAN, M.F., WRIGHT, J.S., GERBODE, F.: A new disposable membrane oxygenator with integral heat exchange. J. thorac. cardiovasc. Surg. 50, 391 (1965).

20. BRAUNWALD, E.: Control of myocardial oxygen consumption. Amer. J. Cardiol. 27, 416 (1971).

21. BRAUNWALD, E., ROSS, J., SONNENBLICK, E.H.: Mechanisms of contraction of the normal and failing heart. New Engl. J.Med. 277, 910, (1967).

22. BRETSCHNEIDER, H.J.: Über den Mechanismus der hypoxischen Coronarerweiterung. In: Probleme der Coronardurchblutung , S. 44, Bad Oeynhausener Gespräche II, 18. - 19. Oktober 1957. Berlin-Göttingen-Heidelberg: Springer-Verlag 1958.

23. BRETSCHNEIDER, H.J.: Aktuelle Probleme der Koronardurchblutung und des Myocardstoffwechsels. Regensburg. ärztl. Fortb. 15, 1 (1967).

24. BRETSCHNEIDER, H.J.: Die hämodynamischen Determinanten des O_2-Bedarfes des Herzmuskels. Arzneimittel-Forsch. 21, 1515 (1971).

25. BRETSCHNEIDER, H.J.: Die hämodynamischen Determinanten des myokardialen Sauerstoffverbrauches. In: Die therapeutische Anwendung ß-sympathikolytischer Stoffe, S. 45. 4. Rothenburger Gespräch, 7. und 8. Mai 1971.

26. BRETSCHNEIDER, H.J., COTT, L., HILGERT, G., PROBST, R., RAU, G.: Gaschromatographische Trennung und Analyse von Argon als Basis einer neuen Fremdgasmethode zur Durchblutungsmessung von Organen. Verh.dtsch.Ges. Kreisl. Forsch. 32, 267 (1966).

27. BROCK, R.C.: The surgery of pulmonary stenosis. Brit. med. J. 1949II, 399.

28. BRÜCKNER, J.B.: Gasstoffwechsel im extracorporalen Kreislauf. Thoraxchirurgie 17, 371 (1969).

29. CASE, R.B., BERGLUND, E., SARNOFF, S.J.: Ventricular Function. VII. Change in coronary resistance and ventricular function resulting from acutely induced anemia and the effect thereon of coronary stenosis. Amer. J. Med. 18, 397 (1955).

30. CLARK, R.E., MILLS, M.: Experimental evaluation of the Harvard pulsatile blood pump, model No. 1405. Surgery 69, 917 (1971).

31. CLOWES, G.H., HOPKINS, A.L., NEVILLE, W.E.: An artificial lung dependent upon diffusion of oxygen and carbon dioxide through plastic membrans. J. thorac. Surg. 32, 630 (1956).

32. COHEN, M., LILLEHEI, C.W.: Autogenous lung oxygenator with total cardiac bypass for intra-cardiac surgery. Surg.Forum 4, 34 (1954).

33. COOLEY, D.A., BEALL, A.C.: A technic of pulmonary embolectomy using temporary cardio-pulmonary bypass: clinical and experimental considerations. J. thorac. Surg. 2, 469 (1961).

34. COOLEY, D.A., BEALL, A.C.: Results of open heart surgery by a simplified technic. West. J. Surg. 72, 12 (1964).

35. COOLEY, D.A., BEALL, A.C., GRONDIN, P.: Open-heart operations with disposable oxygenators, 5 % dextrose prime and normothermia. Surgery 52, 713 (1962).

36. COOLEY, D.A., BEALL, A.C., GRONDIN, P.: Open heart surgery by a simplified technic: Using disposable oxygenators, 5 % dextrose solution prime and normothermia. Mal. cardiovas. 4, 455 (1963).

37. COOLEY, D.A., BEALL, A.C., HALLMAN, G.L.: Open heart surgery using disposable plastic oxygenators 5 % dextrose in water for priming and maintenance of normothermia: experience with 1162 operations. Ann. Chir. Thorac. Card. 4, 423 (1965).

38. COOLEY, D.A., BLOODWELL, R.D., BEALL, A.C., HALLMAN, G.L.: Cardiac valve replacement without blood transfusion. Amer. J. Surg. 112, 743 (1966).

39. COOLEY, D.A., CRAWFORD, E.S., HOWELL, J.F., BEALL, A.C.: Opent heart surgery in Jehovah's Witnesses. Amer. J. Cardiol. 13, 779 (1964).

40. COOPER, T., JELLINEK, M., WILLMAN, V.L., GANTNER, G.A., HANLON, C.R.: Biochemical studies of myocardium and blood during extracorporeal circulation in man. Circulation, Suppl. I 31 + 32, 144 (1965).

41. CRUZ, A.B., CALLAGHAN, J.C.: Hemodilution in extracorporeal circulation: Large or small non-blood prime? J. thorac. cardiovasc. Surg. 52, 690 (1966).

42. DAS, J.B., ERAKLIS, A.J., JONES, J.E., GROSS, R.E.: Water and solute excretion following cardiopulmonary bypass with hemodilution. The effects of the osmolarity of the perfusion prime. J. thorac. cardiovasc. Surg. 58, 789 (1969).

43. DAS, J.B., ERAKLIS, A.J., ADAMS, J.G., GROSS, R.E.: Changes in serum ionic calcium during cardiopulmonary bypass with hemodilution. J. thorac. cardiovasc. Surg. 62, 449 (1971).

44. DeBAKEY, M.E.: A simple continous flow blood transfusion instrument. New Orleans med. surg. J. 87, 386 (1934).

45. DEMOS, M.A., STRAUSS, R.J., SCHNIPPER, L.E., STUCKEY, J.H.: Plasma serotonin levels during total cardiopulmonary bypass. J. thorac. cardiovasc. Surg. 60, 257 (1970).

46. DeWALL, R.A., LILLEHEI, R.C.: Perfusions for open-heart surgery requiring only 5 per cent dextrose in water for pump priming. Surg. Clin. N. Amer. 44, 253 (1964).

47. DeWALL, R.A., LILLEHEI, R.C., SELLERS, R.D.: Hemodilution perfusions for open-heart surgery. Use of five per cent dextrose in water for the priming volume. N. Engl. J. Med. 266, 1078 (1962).

48. DeWALL, R.A., WARDEN, H.E., MELBY, J.C., MINOT, H., VARCO, R.L., LILLEHEI, C.W.: Physiological responses during total body perfusion with a pump oxygenator. J. Amer. med. Ass. 165, 1788 (1957).

49. DIETER, R.A., NEVILLE, W.E., PIFARRÉ, R.: Serum electrolyte changes after cardio-pulmonary bypass with Ringer's lactate solution used for hemodilution. J. thorac. cardiovasc. Surg. 59, 168 (1970).

50. DOW, J.W., DICKSON, J.F., HAMER, N.A.J., GADBOYS, H.L.: The effect of anaphylactoid shock from blood exchange on cardiopulmonary bypass in the dog. J. thorac. cardiovasc. Surg. 39, 457 (1960).

51. DOW, J.W., DICKSON, J.F., HAMER, N.A.J., GADBOYS, H.L.: Anaphylactoid shock due to homologous blood exchange in the dog. J. thorac. cardiovasc. Surg. 39, 449 (1960).

52. EBERLEIN, H.J.: Koronardurchblutung und Sauerstoffversorgung des Herzens unter verschiedenen CO_2-Spannungen und Anaesthetika. Arch. Kreisl. Forsch. 50, 18 (1966).

53. EFFLER, D.B., KOLFF, W.J., GROVES, L.K., SONES, F.M.: Disposable membrane oxygenator (heart-lung-machine) and its use in experimental surgery. J. thorac. Surg. 32, 620 (1956).

54. EGUCHI, S., ASANO, K.: A new pulsatile pump controlled by a roller system. Surgery 63, 490 (1968).

55. EISEMAN, B., SPENCER, F.C.: Man's best friend? Ann. Surg. 159, 159 (1964).

56. FICK, A.: Über die Messung des Blutquantums in den Herzventrikeln. Verh. Phys.-Med.Ges.Würzburg 2, 16 (1872).

57. FITTS, W.T., ORLOFF, M.J.: Blood transfusion and Jehovah's Witnesses. Surg. Gynec. Obstet. 108, 502 (1959).

58. FREDERIKSEN, T., RYGG, I.H., THERKELSEN, F.: Rygg - Kyvsgaards Herz-Lungen-Maschine, Typ III. Thoraxchirurgie 9, 591 (1962).

59. v. FREY, M., GRUBER, M.: Untersuchungen über den Stoffwechsel isolierter Organe. I. Ein Respirationsapparat für isolierte Organe. Arch. Physiol. 9, 519 (1885).

60. FUCHS, C., PASCHEN, K., SPIECKERMANN, P.G., v. WESTBERG, C.: Bestimmung des ionisierten Calciums im Serum mit einer ionenselektiven Durchfluß-elektrode: Methodik und Normalwerte. Klin.Wschr. 50, 824 (1972).

61. GADBOYS, H.L., JONES, A.R., SLONIM, R., WISOFF, G.B., LITWAK, R.S.: The homologous blood syndrome. III. Influence of plasma buffy cout and red cells in provoking its manifestations. Amer. J. Cardiol. 13, 194 (1963).

62. GADBOYS, H.L., LITWAK, R.S., KAHN, M., KOCHWA, S., BUERGER, W.: The homologous blood syndrome. IV. Effects of autologous and homologous plasma, saline and heartworm-free homologous blood. Amer. J. Cardiol. 17, 219 (1966).

63. GADBOYS, H.L., SLONIM, R., LITWAK, R.S.: Homologous blood syndrome: I. Preliminary observations on its relationship to clinical cardio-pulmonary bypass. Ann.Surg. 156, 793 (1962).

64. GALL, F., LEUTSCHAFT, R., ULMER, H.: Extrakorporale Perfusion ohne Fremd-blutfüllung des Oxygenators. Langenbecks Arch. Chir. 304, 729 (1963).

65. GALLETTI, P.M., BRECHER, G.A.: Heart-Lung Bypass. Principles and tech-niques of extracorporeal circulation. New York - London: Grune and Stratton 1962.

66. Le GALLOIS, M.: Expériences sur le principe de la vie. Paris: D'Hautel 1812.

67. v. GETHMANN, J.W., HELLIGE, G., HENSEL, I., KNOLL, D. MARTEL, J., BRETSCHNEIDER, H.J.: HZV-Messung nach der Methode von SLAMA-PIIPER; besonders das Problem der absoluten Eichung. Anaesth. Inform. 3, 96 (1972).

68. GIBBON, J.H.: Artificial maintenance of circulation during experimental occlusion of pulmonary artery. Arch. Surg. 34, 1105 (1937).

69. GIBBON, J.H.: An oxygenator with a large surface-volume ratio. J. Lab. clin. Med. 24, 1192 (1939).

70. GIBBON. J.H.: Application of a mechanical heart and lung apparatus to cardiac surgery. Minn. Med. 37, 171 (1954).

71. GLEICHMANN, U., BOSTROEM, B., KREUZER, H., LÖHR, B.: Sekundärer Aldo-steronismus nach Operationen mit der Herz-Lungen-Maschine und seine Be-einflussung durch Aldactone. Anaesthesist 14, 355 (1965).

72. GOLLAN, F., HOFFMANN, J.E., JONES. R.M.: Maintenance of life of dogs below 10° C without hemoglobin. Amer. J. Physiol. 179, 640 (1954).

73. GOODALE, W., LUBIN, M., ECKENHOFF, J.E., HAFKENSCHIEL, J.H., BANFIELD, W.G.: Coronary sinus catheterization for studying coronary blood flow and myocardial metabolism. Amer. J. Physiol. 152, 340 (1948).

74. GREER, A.E., CAREY,J.M., ZHUDI, N.: Hemodilution principle of hypothermic perfusion: a concept obviating blood priming. J. thorac. cardiovasc. Surg. 43, 640 (1962).

75. HAECKER, R.: Zit. F. Linder: Pathophysiologie und Indikationen der Hypo-thermie bei Operationen am offenen Herzen. Langenbecks Arch. Chir. 289, 188 (1958).

76. HEGARTY, J.C., STAHL, W.M.: Homologous blood syndrome. Pressure rela-tionship and lymphatic studies. J. thorac.cardiovasc. Surg. 53, 415 (1967).

77. HEISS, H.W., HENSEL, I., KETTLER, D., TAUCHERT, M., BRETSCHNEIDER, H.J.: Über den Anteil des Koronarsinusausflusses an der Myocarddurchblutung des linken Ventrikels. Z.Kreisl. Forsch. (im Druck).

78. HELLSTRÖM, G., BJÖRK, V.O.: Hemodilution with rheomacrodex during total body perfusion. J. thorac. cardiovasc. Surg. 45, 395 (1963).

79. HENSEL, I., BRETSCHNEIDER, H.J.: Pitot-Rohr-Katheter für die fortlau-fende Messung der Koronar- und Nierendurchblutung im Tierexperiment. Arch. Kreisl. Forsch. 62, 249 (1970).

80. HIRSCHER, H.: Gefahren der Bluttransfusion und der Infusionstherapie. Therap. d. Gegenw. 102, 424 (1963).

81. HOFFMEISTER, H.-E.: Über die Wirkung von Aldiene-Kalium in der Herz-
    und Gefäßchirurgie. In: Postoperative Störungen des Elektrolyt- und
    Wasserhaushaltes, S. 241. Stuttgart-New York: Schattauer 1968.
82. HOFFMEISTER, H.-E., KREUZER, H., SCHOEPPE, W.: Der Sauerstoffverbrauch
    des stillstehenden, des leerschlagenden und des flimmernden Herzens.
    Pflügers Arch ges. Physiol. 269, 194 (1959).
83. HOOD, R.H., DOOLEY, B.N., CAMPBELL, D.C., NICHOLS, R.J., KAVENEY, R.E.:
    Hemodilution disc oxagenator perfusion. Ann. Thorac. Surg. 1, 89 (1965).
84. JUST, O.H., MÜLLER, C., LUTZ, H., SCHMITZ, W., TREDE, M.: Erfahrungen
    beim Einsatz von Herz-Lungen-Maschinen mit Oxygenatoren ohne Blutfüllung.
    Anaesthesist 16, 166 (1967).
85. KÄÄRIÄINEN, L., PALOHEIMO, J., KLEMOLA, E., MÄKELÄ, T., KOIVUNIEMI, A.:
    Cytomegalovirus - Mononucleosis. Isolation of the virus and demonstra-
    tion of subclinical infections after fresh blood transfusion in connec-
    tion with open-heart surgery. Ann. Med. exp. Fenn. 44, 297 (1966).
86. KAHN, D.R., ERTEL, P.Y., MURPHY, W.H., KIRSH, M.M., VATHAYANON, S.,
    STERN, A.M., SLOAN, H.: Pathogenesis of the postcardiotomy syndrome.
    J. thorac. cardiovasc. Surg. 54, 682 (1967).
87. KAY, E.B., CROSS, F.S.: Direct vision repair of intracardiac defects
    utilizing a rotating disc reservoir-oxygenator. Surg. Gynec. Obstet.
    104, 711 (1957).
88. KETTLER, D.: Hämodynamische Komponenten des myocardialen Energiebedarfs
    und Sauerstoffversorgung des Herzens bei verschiedenen Narkosen. Habi-
    litationsschrift, Göttingen 1971.
89. KETY, S.S., SCHMIDT, C.F.: The determination of cerebral blood flow in
    man by use of nitrous oxide in low concentrations. Amer. J. Physiol.
    143, 53 (1945).
90. KETY, S.S., SCHMIDT, C.F.: The nitrous oxide method for the quantita-
    tive determination of cerebral blood flow in man: Theory, procedure and
    normal values. J. clin. Invest. 27, 476 (1948).
91. KIRKLIN, J.W., THEYE, R.A.: Cardiac performance after open intracardiac
    surgery. Circulation 28, 1061 (1963).
92. KIRSH, M.M., McINTOSH, K., KAHN, D.R., SLOAN, H.: Postpericardiotomy
    Symdromes. Ann. thorac. Surg. 9, 158 (1970).
93. KOCHSIEK, K., TAUCHERT, M., STRAUER, B.E., HEISS, H.W., COTT, L.,
    SONNTAG, H.: Koronardurchblutung, Koronarreserve und Sauerstoffverbrauch
    bei verschiedenen Herzkrankheiten. In: Kongreßberichte N.-W.Dtsch.
    Ges.Inn.Med. S.69. Lübeck: Hansisches Verlagskontor 1971.
94. KOLFF, W.J., EFFLER, D.B., GROVES, L.K., PEEREBOOM, G., MORACA, P.P.:
    Disposable membrane osygenator (heart-lung-machine) and its use in ex-
    perimental surgery. Cleveland.Clin.Quart. 23, 69 (1959).
95. KONCZ. J.: Herz, Pericard und große thoracale Gefäße. In: HELLNER, H.,
    NISSEN, R., VOSSSCHULTE, K.: Lehrbuch der Chirurgie. Stuttgart: Thieme
    1970.
96. KONITZER, K., VOIGT, S., SOLLE, M.: Eine einfache Methode zur kolori-
    metrischen Bestimmung der unveresterten langkettigen Fettsäuren im Plasma.
    Acta biol. med. germ. 12, 502 (1964).
97. LAEPPLE, O.: Kein reaktiver Insulinanstieg bei Hypothermie und extracor-
    poraler Zirkulation. Med. Tribune B 41 (1971).
98. LANDE, A.J., EDWARDS, L., BLOCH, J.H., CARLSON, R.G., SUBRAMANIAN, V.A.,
    ASCHEIM, R.S., SCHEIDT, S., FILLMORE, S., KILLIP, T., LILLEHEI, C.W.:
    clinical experience with emergency use of prolonged cardiopulmonary bypass
    with a membrane pump-oxygenator. Ann. thorac. Surg. 10, 409 (1970).
99. LAVER, M.B.: Hämatocritwerte von etwa 10 % bei gleichzeitiger Hypothermie
    gut vertragen. Med. Tribune 46,   (1971).
100. LEE, W.H., KRUMHAAR, D., FONKALSRUD, E.W., SCHJEIDE, O.A., MALONEY, J.V.:
    Denaturation of plasma proteins as a cause of morbidity and death after
    intracardiac operations. Surgery 50, 29 (1961).

101. LEUTSCHAFT, R.: Experimentelle und klinische Untersuchungen über die extracorporale Perfusion nach der Blutverdünnungsmethode bei Operationen am offenen Herzen. Habilitationsschrift, Erlangen 1966.

102. LEUTSCHAFT, R.: Clinical experiences with hemodilution during extracorporeal circulation. Bibl. haemat. (Basel) 34, 569 (1969).

103. LEUTSCHAFT, R., FLESCH, R.: Hämatologische Probleme bei extrakorporaler Perfusion mit verdünntem Eigenblut. Bibl. haemat. (Basel) 20, 193 (1965).

104. LEUTSCHAFT, R., GALL, F.: Experimentelle und klinische Ergebnisse bei extrakorporaler Perfusion mit der Eigenblutverdünnungsmethode. Thoraxchirurgie 12, 167 (1964).

105. LEUTSCHAFT, R., GALL, F., FLESCH, R., ULMER, H.: Hämolyseprobleme und Hämostase bei extrakorporaler Perfusion nach der Eigenblutverdünnungsmethode. Langenbecks Arch. f. klin. Chir. 308, 635 (1964).

106. LEVIS, F.J., VARCO, R.L., TAUFIC, M.: Repair of atrial septal defects in man under direct vision with the aid of hypothermia. Surgery 36, 538 (1954).

107. LEVY, R.L., PATTERSON, J.E., CLARK, T.W., BRUENN, H.G.: The anoxemia test as an index of the coronary reserve. J. Amer. med. Ass. 117, 2113 (1941).

108. LILLEHEI, C.W., COHEN, M., WARDEN, H.E., VARCO, R.L.: The direct-vision intracardiac correction of congenital anomalies by controlled cross circulation. Surgery 38, 11 (1955).

109. LIMBOURG, P., WENDE, W., HEINRICH, H., PEIPER, U.: Frequenzinotropie und Frank-Starling-Mechanismus am Hundeherzen in situ unter natürlichem und künstlichem Herzantrieb. Pflügers Arch. ges. Physiol. 322, 250 (1971).

110. LINDER, E., SAKAI, Y., PATON, B.C.: Electrolyte changes during dilution perfusion. Arch. Surg. 88, 175 (1964).

111. LINDER, F.: Pathophysiologie und Indikationen der Hypothermie bei Operationen am offenen Herzen. Langenbecks Arch. Klin. Chir. 289, 188 (1958).

112. LITWAK, R.S., GADBOYS, H.L., KAHN, M., WISOFF, B.G.: High flow body perfusion utilizing diluted perfusate in a large prime system. J. thorac. cardiovasc. Surg. 49, 74 (1965).

113. LITWAK, R.S., KUHN, L.A., GADBOYS, H.L., LUKBAN, S.B., SAKURAE, H.: Support of myocardial performance after open cardiac operations by rate augmentation. J. thorac. cardiovasc. Surg. 56, 484 (1968).

114. LITWAK, R.S., SLONIM, R., WISOFF, B.G., GADBOYS, H.L.: Homologous-blood syndrome during extracorporeal circulation in man. II. Phenomena of sequestration and desequestration. N. Engl. J. Med. 268, 1377 (1963).

115. LONG, D.M., FOLKMAN, M.J., McCLENATHAN, J.E.: The use of low molecular weight dextran in extrakorporeal circulation, hypothermia and hypercapnea. J. cardiovasc. Surg. 4, 617 (1963).

116. LONG, D.M., SANCHEZ, L., VARCO, R.L., LILLEHEI, C.W.: The use of low molecular weight dextran and serum albumin as plasma expanders in extracorporeal circulation. Surgery 50, 12 (1961).

117. LOSERT, W.: Beziehungen zwischen Elektrolythaushalt und Kohlehydratstoffwechsel. Dtsch. med. Wschr. 36, 1723 (1968).

118. MAHER, F.T., WATKINS, L.C., BROADBENT, J.C., BOLLMAN, J.L.: Significance of homologous donor blood to the toxic reaction in dogs undergoing extracorporeal hemodialyses. Circulat. Res. 6, 47 (1958).

119. MAINARDI, L.C., BHANGANADA, K., MACK, J.D., LILLEHEI, C.W.: Hemodilution in extracorporeal circulation: Comparative study of low molecular weight dextran and 5 per cent dextrose. Surgery 56, 349 (1964).

120. MANDAL, A.K., CALLAGHAN, J.C., DOLAN, A.M., STERNS, L.P.: Potassium and cardiac surgery. Ann. thorac. Surg. 7, 428 (1969).

121. MANDELBAUM, I., BURNS, W.H.: Pulsatile and nonpulsatile blood flow. J. Amer. med. Ass. 191, 657 (1965).

122. MANDELBAUM, I., MORGAN, C.R.: Effect of extracorporeal circulation upon insulin. J. thorac. cardiovasc. Surg. 55, 526 (1968).
123. MELANI, F., DITSCHUNEIT, U., BARTELT, K.M., FRIEDRICH, K., PFEIFFER, E.F.: Über die radio-immunologische Bestimmung von Insulin im Blut. Klin.Wschr. 43, 1000 (1965).
124. MELROSE, D.G.: A heart-lung machine for use in man. J. Physiol.(Lond.) 127, 51 (1955).
125. MERCKER, H., LOCHNER, W., BRETSCHNEIDER, H.J.: Die Sauerstoffversorgung des Herzmuskels. Physiologische und pharmakologische Gesichtspunkte. Dtsch. med. Wschr. 83, 17 (1958).
126. MIYAUCHI, Y., INONE, T., PATON, B.C.: Comparative study of priming fluids for two-hour hemodilution perfusion. J. thorac. cardiovasc. Surg. 52, 413 (1966).
127. MOFFITT, E.A., ROSEVEAR, J.W., MOLNAR, G.D., McGOON, D.C.: Myocardial metabolism in open-heart surgery. Correlation with insulin reponse. J. thorac. cardiovasc. Surg. 59, 691 (1970).
128. MOFFITT, E.A., ROSEVEAR, J.W., TOWNSEND, C.H.,McGOON, D.C.: Myocardial metabolism in patients having aortic-valve replacement. Anesthesiology 31, 310 (1969).
129. MOFFITT, E.A., TARHAN, S., WHITE, R.D., MOLNAR, G.D., NcGOON, D.C.: Myocardial metabolism in open-heart surgery using whole blood in the pumpoxygenator. Mayo Clin. Proc. 46, 333 (1971).
130. MOORES, W.Y., KAHN, D.R., KIRSH, M.M., GAGO, O., CARR, E.A., ABRAMS, G.D., DUFEK, J., SLOAN, H.: Mechanical support of the circulation by a modified pulsatile roller pump. Ann. thorac. Surg. 12, 262 (1971).
131. MÜLLER, C., LUTZ, H., SCHMITZ, W., REISS, F.: Elektrolytveränderungen bei Herzoperationen mit Eigenblutverdünnungsperfusionen. Thoraxchirurgie 16, 264 (1968).
132. MUNDTH, E.D., JACOBSON, Y.G., LONG, D.M., DEFALCO, A.J., JACKOWSKI, L.A., McCLENATHAN, J.E.: Systemic pathology in dogs undergoing extracorporeal circulation as a result of dirofilaria immitis (heartworm) infection or the use of microfilaria positive donor blood. J. Surg. Res. 5, 437 (1965).
133. MURRAY, J.F., RAPAPORT, E.: Coronary blood flow and myocardial metabolism in acute experimental anaemia. Cardiovasc. Res. 6, 360 (1972).
134. NAJAFI, H., NEVILLE, W.E., BANUCHI, F., PEACOCK, H., MEEKS, M.F.: Comparison of high- and low-volume hemodilution for cardiopulmonary bypass. Surgery 58, 989 (1965).
135. NEPTUNE, W.B., BOUGAS, J.A.: Results of open heart surgery without donor blood prime in pump-oxygenator. Dis.Chest 42, 79 (1962).
136. NEPTUNE, W.B., BOUGAS, J.A., PANICO, F.G.: Open-heart surgery without the need for donor - blood priming in the pump oxygenator. New Engl. J. Med. 263, 111 (1960).
137. NEPTUNE, W.B., PANICO, F.G., BOUGAS, J.A.: Clinical use of pump-oxygenator without donor blood for priming or support during extracorporeal perfusion. Circulation 20, 745 (1959).
138. NEVILLE, W.E., COLBY, C., PEACOCK, H., KRONKOWSKI, R.N.: Superiority of buffered Ringer's lactate to heparinized blood as total prime of the large volume disc oxygenator. Ann. Surg. 165, 206 (1967).
139. NEVILLE, W.E., SCICCHITANO, L.P., MABEN, L.P., BANUCHI, F., PEACOCK, H.: Cardiopulmonary bypass with large volume non-blood perfusate: experimental and clinical observations. Circulation (Suppl. I) 31, 130 (1965).
140. NEVILLE, W.E., SPINAZZOLA, A., BANUCHI, F., SCICCHITANO, L.P., PEACOCK, H.: Clinical experiences with buffered Ringer's lactate solution for total prime of the disc oxygenator during cardiopulmonary bypass. J. thorac. cardiovasc. Surg. 48, 101 (1964).

141. NEVILLE, W.E., TALSO, P.J.: Postperfusion compartmental fluid altera-
     tions. Surgery 63, 220 (1968).

142. OELERT, H., DRAGOJEVIC, D., LEITZ, K.: Extracorporale Zirkulation mit
     dextranhaltiger Perfusionslösung in der Herz-Lungen-Maschine. Thorax-
     chirurgie 17, 392 (1969).

143. OLIVER, M.F.: Metabolic factors in the genesis of cardiac arrythmias.
     In: Lidocaine in the treatment of ventricular arrhythmias. Edinburgh
     and London: Livingstone 1971.

144. OLIVER, M.F., KURIEN, V.A., GREENWOOD, T.W.: Relation between serum
     free fatty acids and arrhythmias and death after acute myocardial infarc-
     tion. Lancet 1968I, 710.

145. OTA. Y., CAMISHION, R., GIBBON, J.H.: Dirofilaria immitis (heartworms)
     and Dipetalonema species as causes of "transfusion reaction" in dogs.
     Surgery 51, 518 (1962).

146. PANETH, M.: Indikationen und Technik des extrakorporalen Kreislaufs in
     dringenden Fällen. Thoraxchirurgie 13, 237 (1965).

147. PANICO, F.G., NEPTUNE, W.B.: A mechanism to eleminate the donor blood
     prime from the pump-oxygenator. Surg. Forum 10, 605 (1960).

148. PAQUET, K.J., DIETMANN, K., KREUTZBERG, B., DOHMEN, M., BERNHARD, A.:
     Experimenteller Beitrag zur Frage der kontinuierlichen und pulsatori-
     schen Perfusion. Langenbecks Arch. Klin. Chir. 304, 735 (1963).

149. PASCHEN, K., FRITZ, G.: Neue vereinfachte Methoden zum empfindlichen
     und spezifischen Nachweis von Calcium, Magnesium und Zink im Serum mit
     der Atomabsorptions-Spektralphotometrie. Ärztl. Forsch. 24, 202 (1970).

150. PASCHEN, K., FUCHS, C.: A new micro-method of Na, K, Ca and Mg determi-
     nations in a single serum dilution by atomic-absorption spectrophotometry.
     Clin. chim. Acta 35, 401 (1971).

151. PASCHEN, K., FUCHS, C., HOFFMEISTER, H.-E., REGENSBURGER, D., KONCZ, J.:
     Der Calcium-, Magnesium- und Kalium-Haushalt bei Operationen mit cardio-
     pulmonalem Bypass. Thoraxchirurgie 20, 43 (1972).

152. PATON, B.C.: Cardiopulmonary bypass with diluted blood. J. roy. Coll.
     Surg. Edinb. 8, 301 (1963).

153. PATON, B.C., ROSENKRANTZ, J.G., BLOUNT, G.S.: Clinical and physiological
     results of perfusion with diluted blood. Circulation 29, Suppl. I, 63
     (1964).

154. PEIRCE, E.C., THEBAUT, A.L., KENT, B.B., KIRKLAND, J.S., GOETTER, W.E.,
     WRIGHT, B.G.: Techniques of extended perfusion using a membrane lung.
     Ann. thorac. Surg. 12, 451 (1971).

155. RACE, D., DEDICHEN, H., SCHENK, W.G.: Regional blood flow during dex-
     traninduced normovolemic hemodilution in the dog. J. thorac. cardiovasc.
     Surg. 53, 578 (1967).

156. RAU, G.: Messung der Koronardurchblutung mit der Argon-Fremdgasmethode.
     Arch. Kreisl. Forsch. 58, 322 (1969).

157. RAVENS, K.G., JIPP, P.: Konzentrationsänderungen der freien Fettsäuren
     in der Frühphase nach einem Herzinfarkt. 78. Tagung dtsch. Ges. inn.
     Med., Wiesbaden 1972.

158. REGENSBURGER, D., PASCHEN, K., FUCHS, C.: Veränderungen des Elektrolyt-
     und Säure-Basen-Hasuhaltes bei Operationen mit kardiopulmonalem Bypass
     unter Hämodilution. Thoraxchirurgie 20, 473 (1972)

159. REGENSBURGER, D., SONNTAG, H., SCHENK, H.-D., HEISS, H.W.: Koronardurch-
     blutung und myocardialer Sauerstoffverbrauch vor und nach Hämodilutions-
     perfusion. Thoraxchirurgie 20, 431 (1972)

160. REHN, L.: Zit. F. Linder: Pathophysiologie und Indikationen der Hypother-
     mie bei Operationen am offenen Herzen. Langenbecks Arch. Klin. Chir.
     289, 188 (1958).

161. REID, D.J., DIGERNESS, S.B., KIRKLIN, J.W.: Changes in whole body venous
     tone and distribution of blood after open intracardiac surgery. Amer.
     J. Cardiol. 22, 621 (1968).

162. REPLOGLE, R.L., KUNDLER, H., GROSS, R.E.: Studies on the hemodynamic importance of blood viscosity. J. thorac. cardiovasc. Surg. 50, 658 (1965).

163. REPLOGLE, R.L., MERRILL, E.W., Experimental polycythemia and hemodilution. J. thorac. cardiovasc. Surg. 60, 582 (1970).

164. RINGLER, W., GLEICHMANN, U.: Metabolische Acidose während der extracorporalen Zirkulation. Langenbecks Arch. Klin. Chir. 298, 819 (1961).

165. ROE, B.B., SWENSON, E.E., HEPPS, S.A., BRUNS, D.L.: Total body perfusion in cardiac operations. Use of perfusate of balanced electrolytes and low molecular weight dextran. Arch. Surg. 88, 128 (1964).

166. VAN ROOD, J.J., VAN DER SLUYS VEER, J.: Blutspenderprobleme bei Anwendung der Herz-Lungen-Maschine. Thoraxchirurgie 7, 131 (1959).

167. ROTHLIN, M.: Das Herzminutenvolumen nach Operationen am Herzen. Bern-Stuttgart-Wien: Huber 1971.

168. RUBINSON, R.M., HOLLAND, P., SCHMIDT, P.J., MORROW. A.G.: Serum hepatitis after open-heart operations. J. thorac. cardiovasc. Surg. 50, 575 (1965).

169. RYGG, I.H., KYVSGAARD, E.: A disposable polyethylene oxygenator system applied in a heart-lung machine. Acta chir. scand. 112, 433 (1956).

170. SARNOFF, S.J., BRAUNWALD, E., WELCH, G.H., CASE, R.B., STAINSBY, W.N., MACRUZ, R.: Hemodynamic determinants of oxygen consumption of the heart with special reference to the tension-time-index. Amer. J. Physiol. 192, 148 (1958).

171. SATTER, P.: Das Verhalten des Herzminutenvolumens und die Kontrolle des Operationserfolges bei intracardialen Eingriffen. Forschungsberichte des Landes Nordrhein-Westf. Nr. 1574 (1966).

172. SAUERBRUCH, F.: Zit. F. Linder: Pathophysiologie und Indikationen der Hypothermie bei Operationen am offenen Herzen. Langenbecks Arch. Klin. Chir. 289, 188 (1958).

173. SCHAUDIG, A.: Zur Frage des extrakorporalen Kreislaufes mit Blutverdünnung. Langenbecks Arch. klin. Chir. 308, 631 (1964).

174. SCHAUDIG, A.: Sofortindikation zum herzchirurgischen Eingriff. Thoraxchirurgie 13, 239 (1965).

175. SCHECHTER, D.C.: Problems relevant to major surgical operations in Jehovah's Witnesses. Amer. J. Surg. 116, 73 (1968).

176. SCHEINMAN, M.M., SULLIVAN, R.W., HUTCHINSON, I.C., HYATT, K.H.: Clinical significance of changes in serum magnesium in patients undergoing cardiopulmonary bypass. J. thorac. cardiovasc. Surg. 61, 135 (1971).

177. SCHEINMAN, M.M., SULLIVAN, R.W., HYATT, K.H.: Magnesium metabolism in patients undergoing cardiopulmonary bypass. Circulation 39, Suppl. I, 235 (1969).

178. SCHLOSSER, V., GROTE, G.: Blood gases and acid-base metabolism with the use of blood and blood substitutes in artificial circulation during hypothermia. Surgery 55, 440 (1964).

179. SELMONOSKY, C.A., FLEGE, J.B.: The effect of small doses of potassium on postoperative ventricular arrhythmias. J. thorac. cardiovasc. Surg. 53, 349 (1967).

180. SILVAY, J., SCHNORRER, M., SUJANSKÝ, E., STYK, J.: Die Auswahl von Ersatzlösungen zur Füllung der Herz-Lungen-Maschine. Langenbecks Arch. Klin. Chir. 316, 630 (1969).

181. SILVAY, J., SUJANSKÝ, E., SCHNORRER, M., HRUBISKOVA, K., SLEZAK, J., GABAUER, I., STYK, J.: The use of gelatinous priming solution for extracorporeal circulation. J. thorac. cardiovasc. Surg. 55, 350 (1968).

182. SLAMA, H., PIIPER, J.: Direktanzeigendes Rechengerät zur Bestimmung des Herzzeitvolumens mit der Thermo-Injektionsmethode. Z. Kreisl. Forschg. 53, 322 (1964).

183. SONNENBLICK, E.H.: The determinants of O_2-consumption of the heart. In. Herzinsuffizienz, S.271. Stuttgart: Thieme 1968.

184. SONNENBLICK, E.H., ROSS, J., BRAUNWALD, E.: Oxygen consumption of the heart. Amer. J. Cardiol. 22, 328 (1968).

185. SONNTAG, H., HEISS, H.W., KETTLER, D., SCHENK, H.-D., REGENSBURGER, D., BRETSCHNEIDER, H.J.: Myocardial blood flow and oxygen consumption of the heart in man after induction of anesthesia with different anesthetics. Excerpta med. (Amst.). 261, 48 (1972).

186. SONNTAG, H., HEISS, H.W., KNOLL, D., REGENSBURGER, D., SCHENK, H.-D., BRETSCHNEIDER, H.J.: Über Myocarddurchblutung und den myocardialen Sauerstoffverbrauch bei Patienten während Narkoseeinleitung mit Dehydrobenzperidol/Fentanyl oder Ketamibne. Z. Kreisl. Forsch. 61, 1092 (1972).

187. STREMMEL, W., SCHLOSSER, V., KOEHNLEIN, H.E.: Effect of open-heart surgery with hemodilution perfusion upon insulin secretion. J. thorac. cardiovasc. Surg. 64, 263 (1972).

188. STRUCK, E., BOTTERMANN, P., SEBENING, F.: Die isotone Glucoselösung als Verdünnungsflüssigkeit bei extracorporaler Zirkulation. Thoraxchirurgie 17, 388 (1969).

189. SUMIDA. S., KAMEGAI, T., Effects of various priming solutions upon extra- and intra-cellular water and electrolytes following hemodilution technique of extracorporeal circulation. Jap. Circulat. J. (En.) 32, 21 (1968).

190. SUMIDA, S., KOMATSU, H., SASAKI, A., KAWAKAMI, O., MITAKE, T., YOSHIO, T., SUGIMOTO, N., SHIMADA, T., SHIBANO, R., KASHIWADA, K., KAMEGAI, T.: Hemodynamik and humoral changes before during and following hyothermic hemodilution perfusion with the heart-lung machine. Proc. III. Asian-Pacif.Congr.Cardiol. 1964, p. 1183.

191. SUNDER-PLASSMANN, L., KLOEVEKORN, W.P., MESSMER, K.: Blutviskosität und Hämodynamik bei Anwendung kolloidaler Volumenersatzmittel. Anaesthesist 20, 172 (1971).

192. SURAWICZ, B.: Role of electrolytes in etiology and management of cardiac arrhythmias. Progr. cardiovasc. Dis. 7, 364 (1966).

193. SWAN, H., VIRTUE, R., BLOUNT, G., KIRCHNER, L.: Hypothermia in surgery. Ann. Surg. 142, 382 (1955).

194. TAGUCHI, K., SASAKI, N., MATSUURA, Y., YOSHIZAKI, E., TAMURA, M., UEMURA, R.: Clinical experiences with hemodilution in total cardiopulmonary bypass: An analysis of 650 patients. Surgery 63, 252 (1968).

195. TAUCHERT, M., COTT, L., REPLOH, H., STRAUER, B., BRETSCHNEIDER, H.J.: Vergleichende Messungen der Coronardurchblutung mit der Argon-Fremdgasmethode und dem Druckdifferenzverfahren. Pflügers Arch. ges. Physiol. 312, R 13 (1969).

196. TAUCHERT, M., HEISS, H., PROBST, R., BRETSCHNEIDER, H.J.: Extraktionskammer mit Dosierhahn für die gaschromatische Bestimmung des Gasgehaltes von Blut und wässrigen Lösungen. Z. Kreisl. Forsch. 60, 836 (1971).

197. TAUCHERT, M., KOCHSIEK, K., HEISS, H., RAU, G., BRETSCHNEIDER, H.J.: Technik der Organdurchblutungsmessung mit der Argon-Methode. Z. Kreisl. Forsch. 60, 871 (1971).

198. TAUXE, W.N., MAGATH, T.B.: Blood banking for intracardiac surgery. J. Amer. med. Ass. 166, 2136 (1958).

199. TELIB, M.: Vergleichende Untersuchungen über den Einfluß von Monosacchariden und Hormonen auf die Insulinsekretion des isolierten Pankreasgewebes einiger Säugetiere und des Frosches. Z. exp. Med. 147, 316 (1968).

200. THOMAS, G.I., EDMARK, K.W., JONES, T.W.: Some issues involved with major surgery on Jehovah's Wittnesses. Amer. Surg. 34, 538 (1968).

201. TREDE, M.: Entwicklungsrichtungen des extrakorporalen Kreislaufes. Langenbecks Arch. klin. Chir. 308, 624 (1964).

202. TREDE, M.: Tierexperimentelle Untersuchungen über Eigenblutverdünnungsperfusionen mit dem extracorporalen Kreislauf. Habilitationsschrift, Heidelberg 1966.

203. TREDE, M.: Experimental investigations into the behavior of coagulation
     and renal function during high dilution perfusions with glucose, Haemac-
     cel and Rheomacrodex. Bibl. haemat. (Basel) 34, 553 (1969).
204. TREDE, M.: Das Perfusat im extracorporalen Kreislauf. Thoraxchirurgie 17,
     379 (1969).
205. TRINKLE, J.K., HELTON, N.E., WOOD, R.E., BRYANT, L.R.: Metabolic compa-
     rison of a new pulsatile pump and a roller pump for cardiopulmonary by-
     pass. J. thorac. cardiovasc. Surg. 58, 562 (1969).
206. VARCO, R.L.: Zit. F. Linder: Pathophysiologie und Indikationen der Hypo-
     thermie bei Operationen am offenen Herzen. Langenbecks Arch. Klin. Chir.
     289, 188 (1958).
207. WALSH, J.H., PURCELL, R.H., MORROW, A.G., CHANNOCK, R.M., SCHMIDT, P.J.:
     Posttransfusion hepatitis after open-heart operations. J. Amer. med.
     Ass. 211, 261 (1970).
208. WALTER, S., STOECKEL, H., KUHN, D., HUHNSTOCK, K.: Der Wert der Trans-
     aminasen-Bestimmung für die Blutspenderauswahl, insbesondere zur extra-
     korporalen Perfusion. Thoraxchirurgie 13, 336 (1965).
209. WELLS, R.E., MERRILL, E.W.: Influence of flow properties of blood upon
     viscosity-hematocrit relationships. J. clin. Invest. 41, 1591 (1962).
210. ZAORSKI, J.R., HALLMAN, G.L., COOLEY, D.A.: Open heart surgery for ac-
     quired heart disease in Jehovah's witnesses. A report of 42 operations.
     Amer. J. Cardiol. 29, 186 (1972).
211. ZHUDI, N., CAREY, J., GREER, A.: Hemodilution and coagulation factors
     in extracorporeal circulation. J. thorac. cardiovasc. Surg. 43, 816
     (1962).
212. ZHUDI, N., CAREY, J., SHELDON, W., GREER, A.: Comparative merits and
     results of primes of blood and five per cent dextrose in water for heart
     lung machines: Analysis of 250 patients. J. thorac. cardiovasc. Surg.
     47, 66 (1964).
213. ZHUDI, N., McCOLLOUGH, B., CAREY, J., KRIEGER, C., GREER, A.: Hypothermic
     perfusion for open-heart surgical procedures. J. int. Coll. Surg. 35,
     319 (1961).

XI. Sachverzeichnis